ずぼら瞬食ダイエット

JN207406

食べるほど人生が変わるずぼらダイエット

瞬食マインドで自分嫌いを卒業

保健師・ダイエット講師
松田リエ

小学館

やせない言い訳、もうやめませんか？

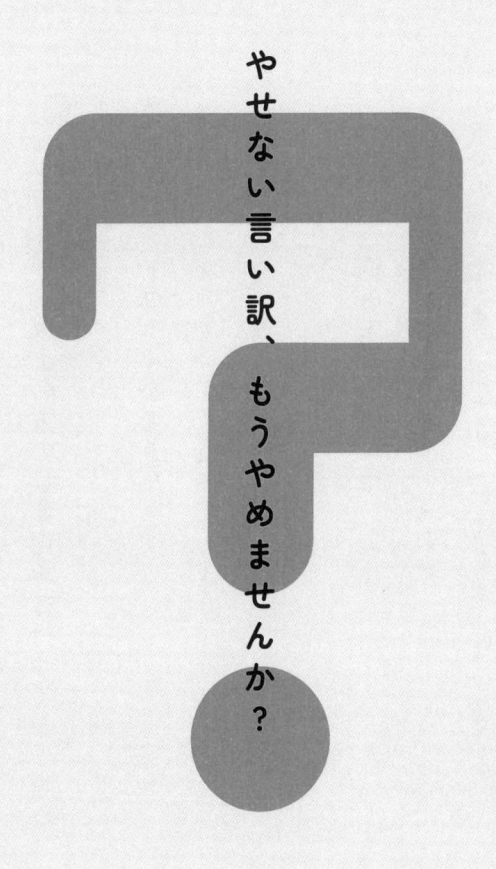

みなさん、私は、看護師、保健師をへて、
２０１６年からダイエット指導の活動を始め、
のべ３５００人以上の方の食事指導を行ってきました。

食欲のコントロールができない。
ダメだとわかっていても食べてしまう。
何度もリバウンドを繰り返す。

こういった悩みをもつ方には
共通のパターンがあります。それは、
「自分を否定する」クセがついてしまっていること。
思いどおりにいかない自分をダメだと感じていて、
食べることに罪悪感を抱いています。

〝ダイエットすら〟失敗してしまう
無力な自分に自信をなくして
クヨクヨ、イライラしてしまいがちです。

私自身、10代のはじめから20代後半まで
ダイエットとリバウンドを繰り返す
ツラい人生を過ごしてきましたから
その気持ち、痛いほどわかります。

食習慣は、人生を変えてしまいます。
だって、私たちは食べたものでできている。
体重やプロポーションといった
見た目のことだけでなく

気分や感情、集中力や幸福感といった
メンタルのコンディションも
食事によって大いに左右されるのですから。

自信を失い、ストレスを感じ
バランスが狂ってしまったかわいそうな体を
本来の状態に戻してあげましょう。
とにかく言い訳をやめて
1日3食、バランスよく食べる。

たったそれだけ？
はい。これだけです。
面倒なこと、苦痛を伴うことは続けられませんから。

「すぐ身につく食の知識」＋「食習慣」＋「食材の選び方」
＝「ずぼら瞬食ダイエット」をあなたに贈ります。

正しく食べていれば太らない。
私自身は、「瞬食ダイエット」で12kg体重を落としました。
貧血・重度の便秘・疲労感・ニキビ・不妊・抑うつ状態……
仕事を辞めざるを得ないほどに苦しんでいた不調が
体重の変化とともにみるみる解消されていって、
気づけば、プライベートでは母になり
仕事ではダイエット講師として独立していました。
食事を変えただけで、
人生が180度変わったのです。

自分のことが好きになれて自信がもてると
驚くほどに前向きになります。
行動が変わって、人生が一気に動き出します。
楽しくて、幸せだと感じる瞬間が増えます。
幸せな未来に向かって
「瞬食」があなたの力になります。

松田リエ

この本で学べること

- ダイエットを通じて、「自己否定」「劣等感」を克服する
- 正しい食知識（瞬食知識）、正しい食習慣（瞬食習慣）で過ごせば、たくさん食べても「太らない」。むしろ「やせていく」
- やせることで「前向き」になり自信がつく（瞬食マインド）
- 〝本当の自分〟を見つけられる

CONTENTS

CHAPTER 1

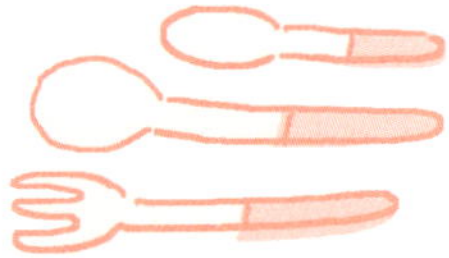

CHAPTER 2

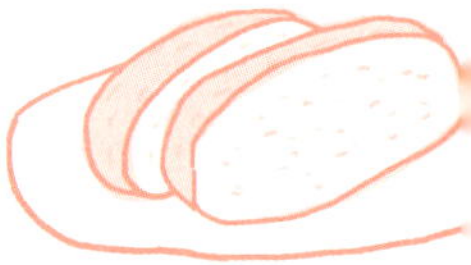

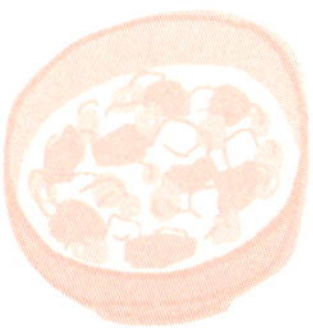

CHAPTER 4

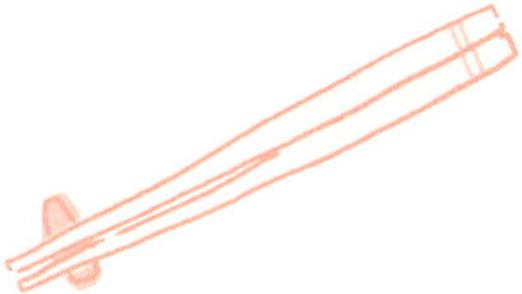

CHAPTER 5

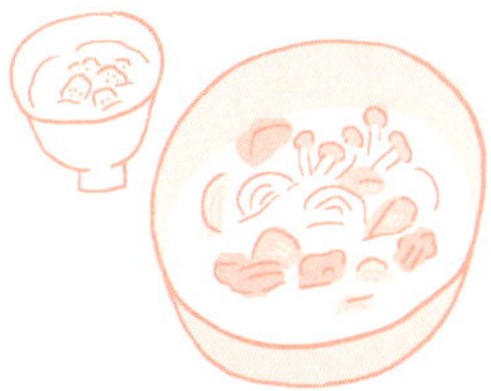

CHAPTER 6

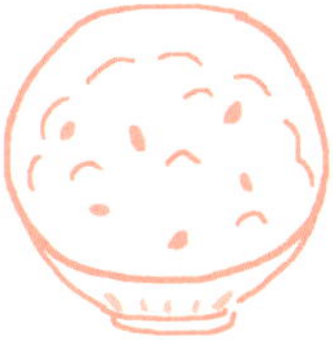

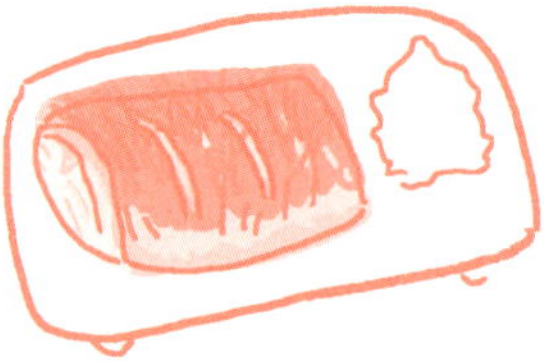

CHAPTER

1

やせることへの執着を捨てたら29歳で人生が一変した！

リバウンドの連続で、自分が大嫌い。そんな私が、ある日 目覚める！

今でこそダイエット講師として、食べるほど自然にやせていく「ずぼら瞬食ダイエット」を提唱し指導している私ですが、実は筋金入りの迷えるダイエッターでした。今だからいえることですが、10代・20代のほとんどの期間をダイエット（とリバウンド）に捧げてきたといっても過言ではありません。片っ端から試していたので、平成時代に流行《はや》ったダイエット法にはかなり詳しいです（笑）。「○○断食」、「○○オフ」、「置きかえダイエット」……など。

そういったもので一時的に体重は落ちるのですが、長続きせず、すぐにリバウンドしてしまいます。ダイエットがうまくいかないことにイライラし、人に当たり散らして人間関係が悪くなったり、そんな自分に嫌気がさして自暴自棄になってますますヤケ食いに走ったり。体調も最悪で、顔や脚はむくんでパンパン、毎日便秘薬が手放せず、ＰＭＳ（月経前症候群）もひどくて肌もあれ放題……。

でも、あることをきっかけにそんな悪い生活を断ち切って、人生を一変させることができたのです。私を変えたきっかけとは何だったのか、順を追ってお話ししましょう。

食と美に執着の強かった子ども時代。ケーキをいっぱい食べるのが夢でした

両親と兄、私、妹の5人家族で育ちました。母は10代の頃から体型が変わらないスリムな人だったので、作る食事もヘルシーでした。一方で父親は、甘いものが大好き。特にあんこが好物で、食パンにもあんをたっぷりと塗ります。そのせいか太りやすくて、10kgダイエットしてはリバウンドして……というのを何度も繰り返している人でした。

そんな父親の影響か、物心ついたときからわが家では夕食のあとにおやつを食べる、という習慣がありました。子どもを甘やかす家ではなかったので、子どもが喜ぶようなスナックやお菓子などを頻繁に買ってもらえていたわけではありません。それでも毎日毎晩欠かさず何かしら甘いものを食べていた記憶があります。今ふり返ると、父も子どもたちも

砂糖中毒にかかっていたのだと思います。私はいつも、ケーキやドーナツとかをお腹いっぱい食べたい！　と思っていました。「何かおいしいものはないかな？」と冷蔵庫を何回も開けに行ったり……と、食べ物に関する欲求がものすごく強い子どもでした。

国民的アイドルに憧れて……。
おしゃれをしたい、キレイになりたい願望

自分の体型を意識するようになったのは、小学校5年生の頃。当時は、アイドルグループのSPEEDや安室奈美恵さんが一世を風靡《ふうび》していた時代。もちろん私も憧れました。**彼女たちみたいにミニスカートにブーツを履いてキラキラするには、太っていちゃいけない。**

そんな思いから、自然と甘いものを控えるようになりました。小学校時代の友達によると、当時の私は1kg増えただけでギャーギャー騒ぐような子どもだったそうです。まだ成長期だったのに早熟でした……（笑）。

そして本格的なダイエットに目覚めたのは、中学2年のとき。方法は「絶食」でした。最初は、夏バテで体調をくずして1週間くらい食事が満足にとれなかったんです。そうした

らみるみるうちに体重が減ってきたので、このまま食べない絶食生活を続けよう、と。5kgやせて38kg（身長は今と同じ153cm）になったのが嬉しくて、落ちた体重をこのままキープするために食べない日々を続けました。母はとても心配しましたが、私自身はとってもハッピーでした。着たいと思っていた流行りのミニスカートやルーズソックスを堂々と着て、メイクをして、初めて自分に自信がもてました。まわりの人から「やせたね！」といわれる反応も嬉しかったですね。やせることで、おしゃれを楽しめて、かわいくなれる。そう、私は安室ちゃんみたいに素敵にキレイになりたかった。**すごくワクワクして幸せな気持ちになるという、やせるメリットを享受した初めての体験**でした。

あっという間にリバウンド。ストレス太りの暗黒時代の到来

でも、断食ダイエットなんて過激なことをいつまでも続けられるわけがありません。1年もたたないうちに10kgリバウンドして、体重は48kgに。断食をする前は42〜43kgくらいだったので、断食をきっかけにプラスマイナスで結果として5kg近く増えてしまったこと

になります。

もちろん、5kgも増えてしまって平気ではいられません。ここから、私のダイエット暗黒時代が始まります。なんとか体重を落としたいと、食事の量を極端に減らしてみたり、カロリーゼロ食品を好んで食べたり、自分に厳しく食事制限をかけるようになりました。でも、2〜3kg落ちたところでまた食欲が爆発して、元に戻ってしまいます。2kg減らしては3kg太る、そんな繰り返しを、中学・高校・大学・社会人になってからもずっと続けていました。なかでも、高校2年生のときのリバウンドは記憶に残っています。きっかけは失恋だったのですが、**満たされない思いやストレスが食へと向かってしまい、食欲が大爆発してしまいました。**寝る直前なのに、冷凍食品のカルボナーラやカップラーメンなどを衝動的に食べてしまいます。もう、食べたい気持ちがコントロール不能。このときはとうとう50kgまでいってしまいました。

食事量を減らすことばかり考えて
体のあちこちが悲鳴をあげた20代前半

大学を卒業し、看護師として病院に勤めてからも私のさすらいダイエット生活は続きました。看護師はハードワークかつ、勤務時間も不規則です。就職したばかりの頃は慣れることに精いっぱいで、食事もとれなかったりして一時的に体重は落ちました。でも数か月して慣れてくると、むしろストレスや不規則な生活は、食欲暴走の引き金となってしまいます。仕事中も空腹感に襲われて、ナースステーションでこっそりとお菓子を食べたり、ロッカールームに駆け込んで常備しているスナックをむさぼり食べたりしていました。そして食べたあとは「後ろにベッドを置いてほしい」と思うくらい眠くなる。いつも睡魔と闘っていました。睡眠不足でもないし、生理前でもないのにどうしてこんなに眠いんだろう？と疑問でしたね。今となっては、ドカ食いによる血糖値の乱高下によって眠気が出てしまっていた、ということが理解できますが、当時は自分の体が不思議でした。

また、**ダイエットを始めた思春期以降、むくみ、冷え、肩や腰のコリ、PMSなどの不調をいつも何かしら感じていた**のですが、就職をしてからは〝プチ不調〟というレベルではすまないくらいに症状が重くなってきました。とくに便秘がひどくて、1週間出ないのは当たり前、放っておくと10日間出ないということもしばしば。だからお休みの日に便秘薬を飲んでまとめて出す、という生活を続けていました。それだけ溜めてしまうと、いくら薬を使っても出すときに苦しいんです。冷や汗が出て、気を失ってしまいそうに痛い。便秘薬にもいろいろな種類がありますが、マイルドで体に負担の少ないものはもう効きません。手に入るものでいちばん作用の強いタイプを、規定量以上に飲んでいました。よく「出産の痛み」というけれど、強い便秘薬で無理やり腸を刺激する痛みにくらべたら、私の場合は出産のほうが大したことない、と思えたほどでした。便秘のせいか肌あれもすごくて、顔はもちろん背中などもブツブツだらけ。看護師はマスクで顔が隠せるとはいえ、薬で症状を抑えてもすぐにぶり返すニキビには、ずいぶん悩まされました。

満ち足りない思いを変えようと
心機一転、仕事を辞めて海外へ

仕事では空腹感や眠気に襲われモチベーションが上がらず、せっかくの休日も腹痛との闘いで終わってしまいます。そんな生活に満ち足りないものを感じていたのでしょう。25歳のとき、心機一転、生活を変えようと思い立ち、オーストラリアに行くことに決めました。当時オーストラリアには、看護系の資格をもっている人に有利な医療系の資格制度や就職先があったのです。

元々私には海外志向があって、進学先を選ぶときなど事あるごとに〝海外留学をしてみたい！〟と夢見ていました。子どものときは留学費用を出してもらえなくて叶わなかったけれど、今なら自分が稼いだお金で行くことができます。それに正直なところ、社会人として数年働いてみて、自分に限界を感じているところがありました。

日々受けるストレスにどう対処してよいかわからない、人間関係もうまくいかない、そんなふうだからモチベーションも上がらない……。もっと変わらなければいけない、と強く感じていて、そのきっかけを求めていたのです。

海外でジャンクフード三昧↓人生史上最高体重に。1日10㎞のランニングに励む

オーストラリアでは、アシスタントナースの資格を取得して現地の医療や介護施設で働きました。資格をとるまでの研修期間は飲食店でアルバイトもしました。物価も高いし、キ

ッチン用品をあれこれと揃えるのも大変なので、ほとんど外食の日々。家ではせいぜいパンを焼くくらい。お料理らしいお料理を作ることはなくて、バイト先でのまかないと、カップラーメンが主な食事でした。海外サイズの大きなスナック菓子やアイスをペロッと食べてしまうことも。そんな生活をしていたので滞在していた2年の間に、人生史上マックス体重の53kgに！　洋服も合わなくなってしまって、いつの間にかおしゃれにも気を使わなくなっていました。

でも、日本にいるときとくらべたら、気持ちは楽でした。**まわりに体格のいい人がいっぱいいるので、自分の体型をコンプレックスに思わずにすんだ**のです。

とはいえ、やっぱり「まずい……やせなきゃ！」という思いは根強くあって、運動でカロリーを消費しようと頑張ってはいました。毎日10kg走ったり、当時流行っていた「ビリーズブートキャンプ」（世界中で大ヒットした短期集中型エクササイズ）をしたり。でも、あるとき大きく転倒してしまって足首を傷め、強制終了。付け焼き刃の運動でやせるのは無理がありました。

初の海外生活という楽しさもあり、まあこれでもいいか、とゆるゆる過ごした〝ダイエット中休《なかやす》み〟の2年間。でも、日本に戻ってからその反動が出ます。自分の姿に気づき、恥ずかしくなり、増えてしまった体重に大いに焦り、再び猛烈なダイエットに取り組むこととなったのです。

20代後半、不摂生のツケが一気にくる。体調もメンタルもボロボロに

日本に戻ってからは乳幼児の保健指導に関わる保健師として働き始めましたが、今度はやせるためにお金を使うようになりました。**高額なエステコースに、美容クリニックの脂肪融解注射、サプリメントやダイエット食品……。**学生時代とくらべたら経済的に余裕ができたという面もありますが、実は結婚が決まり、式の当日までに、このぽっちゃり体型をなんとかスリムにしよう、キレイにしよう! と焦っていたのです。

この頃は食事に関してはトンチンカンで、食事の代わりに、粉末を溶かしたシェイクを1杯飲む「置きかえドリンク」を朝と夜に実践。職場で昼に食べるお弁当が唯一の食事でした。なんとか追い込んで44kgまで落としたのですが(この時点で9kg落としたことに)、なんと式当日、めちゃくちゃ具合が悪くなってしまい、式の最中も絶不調。まったく楽しめな

い1日となってしまいました。27歳のときでした。

ひとり目の子を流産、休職……。自分の体をふり返る人生の転機に

当時はだるくて疲れやすくて体調が最悪でした。新婚生活を始めても風邪を立て続けにひいたりして、あの頃はしんどかった、という思い出しかありません。しかも、体重のほうは、結婚式が終わって置きかえドリンクをやめた途端、一気に元に戻ってしまいました。

さらに結婚後、すぐひとり目を妊娠、流産を経験しました。流産の手術から家に戻ったあとも、体調がいまひとつスッキリしなくて、そうこうしているうちにインフルエンザにかかり、寝込んでしまいました。あまりの具合の悪さに、いったん休職して専業主婦として家でゆっくり過ごすことに。あらためて鏡をまじまじと見て、疲れ果てた自分の姿に愕《がく》然《ぜん》としました。**髪はパサついて切れ毛だらけ、くすんだ肌に大きく開いた毛穴、肌もハリがなくて、ものすごく老け込んでいる……私、どうしてこうなっちゃったの？　とすごく落ち込みました。**

限界を感じていた自分を変えたくて海外にまで出たのに、仕事を続けられなくなって、今では寝ているだけの自分。理想の体型になりたくて思春期の頃からずっと食事を制限してきたのに、思いどおりにならないどころか、年を追うごとに裏目に出てしまっている自分。美容やファッションが大好きで納得のいくビジュアルでいたいのに、理想からどんどん遠ざかってしまっている自分。そんな自分自身が情けなくて、許せなくて、メンタルもボロボロでした。鬱状態に陥っていたと思います。

栄養不足で体がSOSを出していた。体と心はつながっている

当時の自分をふり返ると、かわいそうだな、と思います。だって、何もかもうまくいかなくなるのは当たり前。**食事を制限することばかり考えて、必要な栄養素をとらずに何年も過ごしていたら、健康状態は確実に悪くなります。**肌や髪もあれて、見た目も年齢よりずっと老けて見えることでしょう。しかも、そんな自分に劣等感やストレスを感じると、そのはけ口として脳は甘いものや脂っこいものを求めます。その結果、ストレスにまかせて

ドカ食いすることになり、血糖値が急激に上昇します。上がった血糖値はその後急激に下がるので、ますます過食スイッチが入ったり、そのときに分泌されるホルモンの影響で脂肪が溜め込まれやすくなったり、メンタルが不安定になる、といった悪循環を生むのです。

でも、このときの経験があるから私はダイエット講師として、悩めるみなさんの気持ちに寄り添えることができるのだと思います。今だからわかります。やせたい気持ちはあるのにダイエットが成功せずリバウンドばかりしてしまうのは、その人の意志が弱いからではありません。

生徒さんと話すと、みなさん何かしら一見ダイエットとは関係なさそうな悩みを抱えています。たとえば、

「夫婦関係がうまくいかなくて、けんかのあとはついヤケ食いしてしまうんです」
「何か満たされなくて、その反動か子どもをどなってしまいます」
「どうせ私は太っててダサくて……って開き直っちゃうんです」

など。**家族のことで悩んでいる人もいれば、劣等感でいっぱいだったり、自分嫌いだったりする人も……。**

Check

【あなたも当てはまる？ 太りやすさを招く、自己否定マインド】

ひとつでも思い当たれば、すでに太りやすい傾向に。3つ以上あれば要注意です

- □ストレスでドカ食いしてしまう
- □自分の容姿に自信がない。もしくは好きではない
- □他人とくらべて、自分が劣っていると落ち込むことがある
- □対人関係が苦手で、あまりうまくいかない
- □家族や親しい友人に、イライラしてつい当たってしまう
- □疲れたときやイヤなことがあったときは、甘いものを食べて自分をなぐさめる
- □本当に自分が着たい服と、実際に着こなせる服が違って落ち込む
- □もう少し自分の容姿がよければ、違う人生が送れていたと思う
- □物ごとに積極的になれない
- □自分のことが嫌い。あるいは自分の性格を変えたい

体と心はつながっています。体のことがうまくいかないときは自己肯定感が下がり、心が落ち込む。そのストレスが過食へと向かい、ますます太る条件が揃ってしまうのです。間違った食生活を長年続けると、やせにくくなるように体のメカニズムができているのです。

「食事制限」するダイエットを卒業。とにかくきちんと食べることを優先

落ち込んだ心で「これからどうしようかな?」と考えていたときに、ハッと気づいたことがあります。

- 人間の体は食べたものでできている
- 人間の体は食べたものでしか作られない

当たり前すぎることではあるけれど、この事実が深く心に刺さりました。20年近く、ろ

くなものを食べてこなかったから、体が悲鳴をあげてしまったのです。寝込むようになったのも、抑うつ状態になったのも、自分の体に向き合ってこなかったからかもしれない。**これからは、元気になるために食事をとっていこう。自分の体のために食べていこう。そして、いつかまた妊娠したい。**そう思い、決意しました。10歳の頃からずっとさすらい続けたダイエットの沼から、卒業できた瞬間でした。

自分のすべきことが見えてくると同時に、仕事への意欲も復活しました。再就職するにあたって、成人に対しての食事指導を含めた保健指導を行う保健師として働くことに決めたのです。

保健指導とは、人間ドックや健康診断などでひっかかった患者さんに向けて、食事や生活の指導をする予防医学の仕事です。患者さんで圧倒的に多いのは、内臓脂肪が過剰なメタボリックシンドローム、高血糖、高血圧、脂質異常症といった生活習慣病リスクの高い方。日々の食事内容をうかがって、改善点があればアドバイスを行います。患者さんの体の具合や食習慣によってアドバイスする内容は変わってくるのですが、どんな人にも共通してお伝えする「食の基本」ともいえる大原則があります。

- 1日3食、規則正しく食べること。とくに朝をおろそかにしない
- 主食・おかず・副菜が揃った、バランスのいい献立を心がける
- たんぱく質を意識してとる*。できれば毎食とりたい
- 野菜・海藻・きのこをたっぷりととる

*腎臓の機能に異常があるなど、特別な事情のある方は除きます。

毎日排便、肌もつるん！
バランスよく食べていたら、勝手にやせた！

保健師として食事指導をしながら、私自身も「食の基本」にのっとった食事法を実践するようになりました。そう、生活習慣病を防ぐための食事法は、体重コントロールにもいい。カロリーオーバーせずに栄養素がバランスよくとれます。それに、1日3回、主食・おかず・副菜・汁ものが揃った「定食スタイル」の食事をとっていると、お腹が満たされて空腹感が起こりにくくなります。お腹が空いてイライラしたり、空腹感がつのってドカ食いしてしまったりすることがなくなってくるのです。

瞬食ダイエットの基本は「定食スタイル」

和食屋さんで提供されるようなメニュー「昼定食」がおすすめの食事スタイルです

● **主食・おかず・副菜**……肉や魚、野菜、海藻類などバランスよく

● **みそ汁などの汁もの**……汁ものは1日2回とることを目指して

ガマンして食事制限をする「間違ったダイエット」から卒業し、きちんと3食とる食生活へと改めた途端、私の体はみるみる変わり始めました。まずはお通じがつき始め、週に3回、4回、5回……と徐々に自然な排便ができるようになり、あれほど頼り切っていた便秘薬が必要なくなりました。それにともなって、ニキビもできなくなり、肌がつるんとしてきました。頻繁にひいていた風邪もひかなくなり、解熱剤や感冒薬などを飲む機会がなくなりました。また、ランチをとったあとでも異様な眠気に襲われることなく、午後も

クリアな頭で仕事ができます。夜は快眠、朝の目覚めもいいから1日に使える有効な時間が増えたようにも感じます。そして何より、**食生活を改善していたら、体重が毎月ほぼ1kgずつ減って、1年もしないうちに体重が41kgに。MAXのときとくらべたら12kgも減っていた**のです！

そしてもうひとつ嬉しいことがありました。食事改善をして約1年、29歳になっていました。すっかり健康な体と心を手に入れた私は懐妊し、第一子を出産することができました。間違ったダイエットをやめた途端にあらゆることが好転し、望むものが次々と自分の手のなかに入ってきました。27歳でどん底メンタルを経験して、28歳で一念発起。そして29歳。自分自身に怒涛《どとう》のような変化が起きていました。

私たちは、食べたものでできている。何を食べるかで、人生は変わる。そのことを、自らの体で感じられました。

ここから私の人生は大きく動き出すことになります。

私の生きがいは何？
ダイエット講師という生涯の仕事を見つける

私が病院で行っていた保健指導は、すでに生活習慣病を抱えている人、もしくはこれから発症しそうな予備軍の人に対して医療行為としてアドバイスを行うものでした。健康保険の適用となる時間や回数が決まっていたこともあって、〝明らかに問題がある部分に対しての改善点〟をお伝えすることが精いっぱい。その人がどういう人生を送ってきて、どんな過程で今の状況へと至ってしまったのかを深くおうかがいするのはなかなか難しいのが現実でした。

たとえば、血糖値の高い状態が続いている患者さんに、血糖値を上げないような食事や運動のアドバイスをすることは可能です。でも、その症状の大元である、「なぜ血糖値が上がるような食事をしてしまうのか。この人がそうしてしまう行動や習慣の源はどこにあるのか」というところまで掘り下げて話し合う時間はありません。そして**生活習慣病は〝習慣〟の病だから、長年続けてきた習慣を、1回や2回の面接だけで変えていこうとするのはなかなか難しい**ところもあります。もっと時間をかけて、併走するようにアドバイスをしていきたい、というジレンマを感じることがよくありました。

同じ頃に、プライベートでダイエットブログを始めました。食事改善を始めてから、面白いように変化していく自分自身の体。その過程で発見したことや得た情報を、世の中で私と同じように悩んでいる人に向けて発信していきたいと思ったのです。ちょうど第一子の出産で育児休暇をとっていたタイミングとも重なり、時間に余裕もありました。産後、順調に体型が戻っていく経過もリアルタイムで発信していったのです。

あるとき、静岡県にお住まいの方からダイエット相談を受けました。40代の女性で、ケーキ屋さんを営んでいて1日3食ケーキを食べている、と。「ダイエットなんて自分にはできないことだと思っている」とメールではおっしゃっているけれど、そういう相談を私にわざわざしてくださっているということは、変わりたい気持ちがあるはずですよね。そこで、ふたりで目標を立てて、メールやオンラインミーティングを通じて日々食事の報告を受けてはフィードバックする、というやりとりを実施したのです。彼女はとても頑張ってくれて、3か月で9kg、体重を落とすことができました。オンラインツールを使えば、私のように地方に住んでいて小さな子どもを抱えているママでも、遠方の方と問題なくコミュニケーションできることがわかったことも収穫でした。

結果を出せて嬉しかったことはもちろん、**目標を達成した彼女が「人生が変わった！」と喜んでくれたことに、私はとてつもない感動を覚えました。**今までに感じたことのない達成感です。

私自身がそうだったし、静岡県の彼女も同じように〝人生が変わる〟と思ってくれた。ダイエットは、ただ単純に体重や体脂肪を落とす行為ではない、ということを強く感じました。

体が変わると、心が変わり、行動も思考も変わっていきます。その後、ふたり目、3人目……と同じようにアドバイスをしていくにつれ、その思いはますます確信へと変わっていきました。ある程度食事改善がうまくいき始めると、その人の顔つきや発する言葉が変わってきます。自信がついたり、幸せそうな顔になってきたりするんです。アドバイザーとして併走している私から見ると、体重の変化をいちいち申告してもらわなくても、順調に進んでいるかどうかは顔つきを見ればわかる、というぐらい。

人生が変わり始めた本人はもちろん喜んでいるけれど、そんな変化を間近で見られる私もとても幸せな気分になるものです。なんと楽しくて、やりがいのある仕事でしょう！　それ以降、私はオンラインでのミーティングに夢中になりました。アドバイスをする生徒さんがだんだん増えていき、それならばもうダイエット講師として独立しよう、と起業を決意したのです。

本来の自分を取り戻すと人生が一気に動き出す！

ダイエット講師として起業してから、世の中にはダイエットに悩む人が予想以上に多くいることに気づかされました。10代から20代の終わりまでダイエットに翻弄《ほんろう》された私でしたが、同じようにもがき続けている方が全国にはたくさんいたのです。いつの間にか生徒さんが１００人を超え、私ひとりでは手が回らなくなりました。そこで私の妹に声をかけ、生徒さんの食事サポートを分担してもらいました。幸いなことに妹も保健師の資格をもつ現役の看護師で、栄養指導の知識やキャリアがあったのです。そして二人三脚で1年もしないうちに、ダイエット指導の協会（一般社団法人 Belle Life Style）を設立していました。

保健師として仕事復帰してからここまでかかった歳月は2年ほど。わずかな期間に、食事改善で健康な体を取り戻し、体重も12kg落とし、ダイエット講師という天職を見つけ協会を設立し、全国に会員さんの輪を広げました。しかもその間に第一子も出産しています。夢だったおしゃれも楽しむようになりました。「ものすごいスピード感！」と人には驚かれるのですが、人生にはそういうタイミングがあるのだと思います。**動くときは信じられないほどのスピードで、自分とそのまわりの環境が一気に変わっていく。**私自身は、そのことにあまり驚きはありません。なぜなら、ダイエットに成功した生徒さんを見ていても同じようなことがしばしば起こっているからです。

やせると脳がクリアになって活動的に。毎日が心地いい気分

思うに、自分の体に本当に合う食習慣を身につけた人は、そうでなかった今までの人生とは、まるで違うステージに立てるのだと思います。私自身の体験でいうと、〝本来の自分

に戻れる〃といった感覚に近いでしょうか。**体に栄養が満ちていらないものが消えていくと、毎日が心地いいのです。脳もクリアになって、気持ちも明るくなります。だから、フットワークが軽くなるし、自分がやりたいと本当に思うことに集中できるようになります。**思考も行動も変わるのです。その結果、「今が楽しい」、「自分のことが好き」という自己肯定感が高まっていき、毎日が充実するのです。

楽しい気分で毎日過ごしている人は、顔つきが明るくなるし、発する言葉もポジティブになります。そうすると対人関係も変わってきます。家族のことでイライラ、ガミガミ怒る機会が減ったり、外に出たときも今までとは違うタイプの人と仲よくなったりします。つまり、自分が変わることでまわりの環境まで変わってきます。そういったことが一気に起こるから、驚くほどのスピードで人生が動き出すのです。

体重だけを追うと成功しない。やせたらどうなりたいか？　目的設定が大事

顔つきを見ただけでその人のダイエットの順調度合いが推測できてしまうように、長年

ダイエット指導をしていると、ある程度のパターンが見えてきます。「こういう人は途中でつまずきやすいから、こんなサポートが必要」、「ここでクリアできると、あとはうまくいく」といったように。そこで、3500人への指導キャリアから導き出した、ダイエットを成功させるための肝をお伝えしたいと思います。

まずは、ダイエットが長続きせずにすぐにリバウンドしてしまう人について。かつての私自身が、その典型的なパターンでした。

「3kgやせたい」、「1か月で5kgやせたい」と数字を目的にしてしまう人は、挫折するリスクが高いです。数字の目標を立てること自体は悪くないのですが、それだけが目標というのはちょっと弱い。途中で挫折したりリバウンドを繰り返したりしないためには、もっと具体的に「やせたらどうなりたいのか」を考えることが必要です。

ダイエットをするのはなんのために？
いつまでに？　達成したら何をする？

「自分に自信をもちたい。家族にとって自慢できるママ／パパでいたい」、「次の夏休みの8月までに」、「家族で旅行して、水着になる」といったように、**なるべく具体的にダイエットに成功したときのイメージを思い浮かべるのが正解です。**ゴールが見えると、そこへ向かうには何をしたらいいのか、どんなコースを走ったらいいのかが見えてきます。

ちなみに、走り始めてからの軌道修正はできますので、臆せずに夢をイメージするのがポイント。あまりにも壮大な夢だとしたら「まずはそのために○月頃までに○○を達成してみよう」と段階を踏んで今取りかかるべきことや、走るコースを決めることができます。その逆に、簡単すぎる夢ですぐに達成できてしまったとしたら「これが達成できたから次はこれ」と、新たに目的を足していったらいいのです。目的は、あくまで未来を示す目印だと考えてください。そこに至る未来の自分を、具体的に思い描いていきましょう。

一生太らない体のために、根性は不要。栄養の正しい知識を覚えて「瞬食習慣」を身につける

かつて中学生だった私は、ダイエットに一瞬成功して、そのときはハッピーな気持ちに

なりました。憧れだったアイドルみたいなファッションやメイクができるようになって、まわりの人からも「やせたね」、「かわいいね」といわれて嬉しかったのに、結局長続きしませんでした。なぜならば、**必要な栄養がまったく入ってこなくなった体は、飢餓状態になっていると感じて、逆に食べることを強烈に欲してしまう**から。食べずにはいられない、そういうモードに体が入ってしまうのです。そうなったら、意志がどんなに強くても、ガマン強かったとしても、体が本能から求める欲求にはなかなか抗《あらが》えません。食欲は3大欲求のうちのひとつ。とても強いので、あなどってはいけないのです。

太りやすくなる原因

- **ストレスのかかった脳や体は、食べ物というご褒美を欲しがる**
- **必要な栄養素をとらないと、体の機能が落ちてますます太りやすい体になる**
- **空腹になってからドカンと大食いすると、規則正しく3食を食べるより太りやすい**

こういった〝体を太りやすくする〟栄養の知識や、逆に〝太りにくくする〟知識、生理学的なメカニズムはいくつかあります。健康的にやせてリバウンドしない体を手に入れたいなら、正しい知識を最低限知ることは不可欠です。魅力的なのは、こういった真実の情報は、流行りすたりのものではなく一生モノだということ。一度覚えるだけでいいのです。正しい食品を選んで、正しく食べる「すぐ身につく食習慣と知識」、すなわちこれを「瞬食習慣」「瞬食知識」として、私はみなさんに教えています。

ダイエットに、気合や根性を持ち込むことはやめましょう。本当に必要なのは、正しい知識と実践です。

食事制限ではなく、食事改善!
「食べない」から「食べる」へシフト

一般的にダイエットというと、食べたいものをガマンして、食べてもいいと許された食材だけを薄味で少量食べる、という「食事制限」をイメージするかと思います。

食事制限は今すぐやめましょう。

私自身、食事制限によるダイエットを長年続けて、どんどん深いリバウンドの沼にハマりました。食事制限は、太りやすくて不健康な体を作るだけ。いいことがありません。

始めるべきは、太りにくい体を育てる「食事改善」。

たんぱく質やビタミン、ミネラルといった、体をかたち作ったり、代謝を高めるために必要な栄養素をしっかりととるのです。そのためには、朝・昼・晩、しっかりと食べる必要があります。1日3回きちんと食べていると、それほど空腹感に襲われることもないから、ムダな間食をする機会も減ります。

170ページに、私が食べたものを記録したダイアリーがあります。面倒くさがりで料理がそんなに得意でもない私は、まさにずぼらさんが多いダイエッターの代表です(笑)。時短や作りおき、ほったらかし料理といった「ずぼら瞬食レシピ」を中心に、ボリュームたっぷり毎日食べて、夜は晩酌にビールを1本、それでも10年41kgをキープしています。この本のとじこみ付録に「ずぼら瞬食4行レシピ」も載せていますので、ぜひ参考にしてください。

楽しいことしか続かない。
前向き「瞬食マインド」を育てよう

私がダイエット講師として独立したばかりの頃、仕事に夢中になりすぎて3時間半しか睡眠をとらない日が続いたことがありました。決してそんな不健康なことを推奨しているわけではありませんが（笑）。いいたいのは、かつての私と同じ悩みをもつ人たちをサポートできる仕事に巡り合えたことは、私にとってとてつもない喜びだったということです。この仕事が面白いから、時間を忘れるほど夢中になってしまいます。楽しいことは続けられるし、モチベーションも上がるから結果も出せるのです。

ダイエットだって同じです。**楽しいとか、幸せとか、続けていてよかったとか、自分にとってポジティブなことがあると続けられます。その逆に、ガマンだとか苦痛を感じることは続きません。**続かないどころか、「気合が足りないからいつまでたってもやせられないんだ……」と自分を責めてしまって逆効果を招いてしまいます。

結論からいうと、食事改善を実践して体が理想の状態になると、マインドも明るく前向きになっていきます。なぜなら、幸福感を生み出す脳内物質も、メンタルの安定を司るホルモンも、その材料となるのは日々食べる食事からできているから。つまり、一度理想の「瞬食習慣」を身につけてしまえば、その状態が心地いいからずっとキープできるのです。

正しい食習慣（＝瞬食習慣）を身につけることで得られる、ポジティブで心地よい感情や思考のことを、私は「瞬食マインド」と名付けました。ぜひみなさんも「瞬食マインド」を得られるよう目指してみましょう。

ただし、この新しい習慣を身につけるためには、しばらく訓練が必要です。その期間、楽しく無理なく続けるためのテクニックがあります。それでは次の章から、私が導き出した「やせる」結論を詳しく解説していきましょう。

私が導き出した「やせる」結論

1. やせたらどうなりたい？　▼**目的設定**
2. 栄養と体のメカニズムを知る　▼**瞬食知識**
3. 食事制限ではなく、食事改善！　▼**瞬食習慣**
4. メンタルを強くする　▼**瞬食マインド**

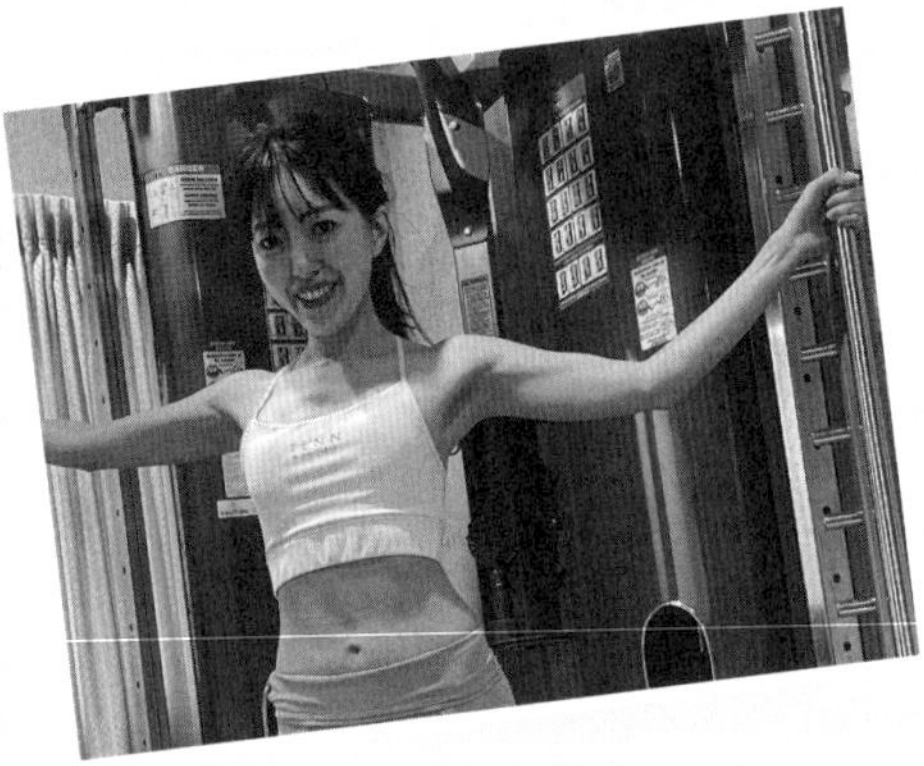

「正しく食べる」がわからずリバウンドを繰り返したダイエットヒストリー

体重に一喜一憂する人生だった著者・松田リエ。ダイエット迷走時代から、41kgキープの現在までをふり返ってみました（身長153cm）。

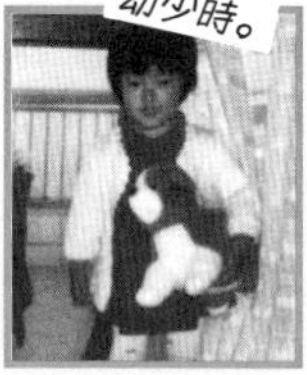

ドーナツが大好きだった幼少時。

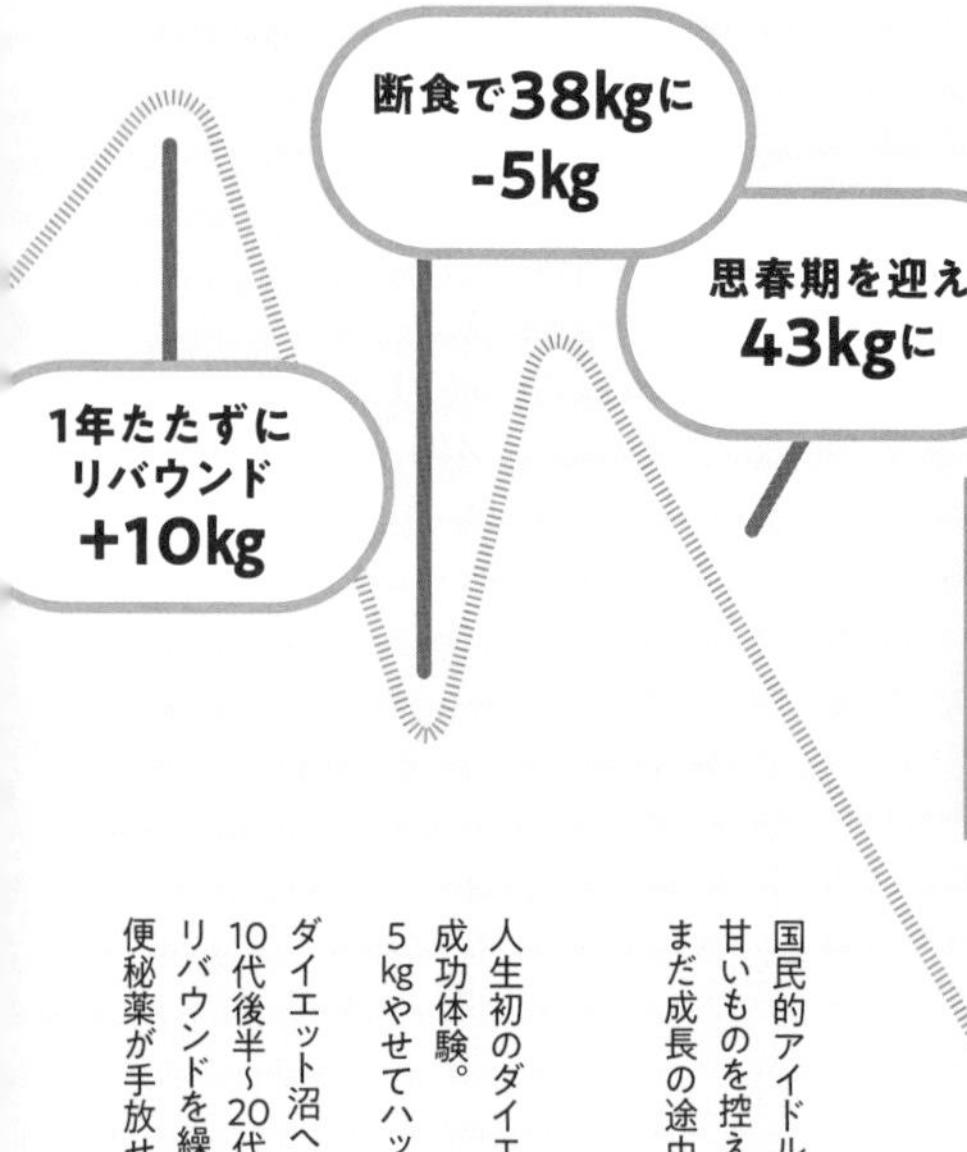

0歳
生まれたときの体重は3200g。父ゆずりで、甘いものが大好き！

10歳
国民的アイドルに憧れて甘いものを控えるが、まだ成長の途中！

14歳
人生初のダイエット成功体験。5kgやせてハッピー

15歳
ダイエット沼へ。10代後半〜20代はリバウンドを繰り返す。便秘薬が手放せない体に

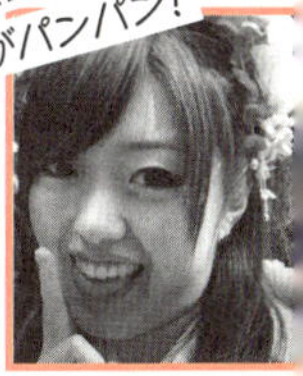

成人式で。顔がパンパン！

留学時、暗黒の53kg時代。

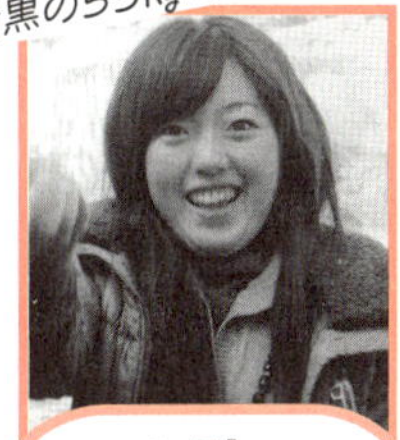

+5kg
MAX体重
53kg

結婚を控え置きかえドリンクで−9kg、44kgに

結婚後、あっという間にリバウンド

第一子出産5か月後には元の体重41kgに

第二子出産
妊娠時50kgを20日で41kgに

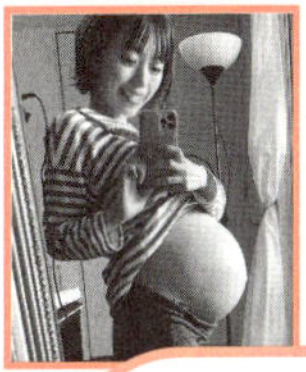

出産、起業と人生一変！
おしゃれも楽しむ。
「瞬食メソッド」で
ダイエット卒業！

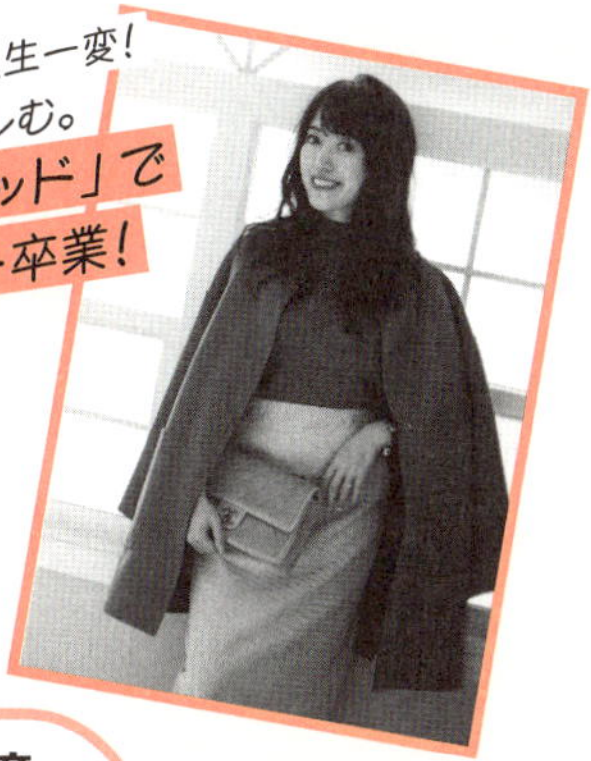

Keep 41kg

25歳
大学卒業後、看護師に。25歳から海外へ。ジャンクフード三昧でＭＡＸ体重に

27歳
帰国後、母子保健の保健師に。高額なエステやダイエット食品に投資。結婚。流産を経験し心身絶不調の日々

28歳〜29歳
ダイエットをやめて、食事指導の保健師となる。健康的な食事を心がけ1か月1kgずつ1年弱で12kgやせ。出産、起業

30歳〜現在
ダイエット講師として独立。体調や肌も好調で自信がつく。大好きなファッションも楽しむ

CHAPTER

2

どうしてやせたいの？
自分の目的を明確にする

ダイエットの究極の目的は失われた「本来の自分」を取り戻すこと

ダイエットに挑戦してもすぐにリバウンド、そんな自分が大嫌い。20代までの私は、自分に自信がもてなくて何をやってもうまくいかないと思っていました。あの頃と今をくらべていちばん変わったのは〝今の私は、私らしい〟ということ。食事改善をして体が整ったことで、本来の自分を取り戻せたと感じます。

食事改善によって得られる最大のメリットは「本来の自分を取り戻せること」だと、私は信じています。それは、体重や外見のことだけではありません。性格、日々の気分、集中力、充実感、未来の可能性……人生のすべてに関わってきます。

自分を取り戻すとはどういうことか。イメージするために、ひとりのスポーツ選手を想像してみてください。その人がなんらかの理由で5kg体脂肪を増やしてしまったら、前と同じようにはパフォーマンスができなくなりますよね。その逆に、元よりも5kg体重が減ってしまったら、スタミナやパワーに問題が出てくるでしょう。元々もっているポテンシャルを最大限引き出そうと思うなら、体がその人本来の状態でなければなりません。体の材料となるのは食事だけ。そのために、食事内容のコントロールが必要なのです。

幸せホルモン＝セロトニンは食べることで得られる

これと同じことが、脳の働きやメンタルの状態でもいえます。たとえば**〝幸せホルモン〟と呼ばれる脳内物質「セロトニン」は、食事でとったたんぱく質やビタミンB群・ミネラルなどを材料に体内で作られる物質**です。同時に、セロトニンは体内でさらに変換されて睡眠を司るホルモン「メラトニン」へと変わります。**メラトニンが分泌されるとスムーズに入眠できて、夜の間にきちんと体の修復や脳のメンテナンスが行われます。つまり、睡眠の質が向上することで翌日の集中力やパフォーマンスが上がっていく**のです。このようにセロトニンひとつとっても、集中力・頭脳のクリアさ・幸福感……とさまざまな要素に広く影響を与えていることがわかります。同じように私たちの体には１００種類を超えるホルモンが存在していて、お互いが影響し合いながらいろいろな働きを担っているのです。それらも、すべて材料となるのは食事です。

眠気もイライラも血糖値の乱高下が原因

もうひとつ例を挙げましょう。私が20代前半で看護師をしていたとき、いつも眠くてモチベーションが上がらず、疲れやすい体をしていました。それでいて「太ってしまうから食べ過ぎちゃいけない！」と食事をガマンして常にお腹を空かせていたので、耐えられず勤務中にこっそりロッカールームに駆け込んでお菓子をつまむこともしばしば。これも、今ふり返れば〝私らしさ〟が失われていた行動だったと思います。

空腹なときにお菓子をつまむと、血糖値が上がって手っとり早く脳が満たされます。でもそのあと、インシュリンというホルモンが分泌されて血糖値が下がるのですが、急激に血糖値が下がると今度は眠くなったり頭がボーッとしたりします。さらに空腹感に襲われて、元気がなくなったりイライラしたりします。

こういった血糖値が急激に乱高下する症状を「血糖値スパイク」というのですが（血糖値をグラフにしたとき、急激に上がって下がってスパイクのように尖った波線になることからこう呼ばれています）、**血糖値スパイクが1日のうちに何度も起きるような生活をしていれば、血管の老化を早めたり、眠くてモチベーションが上がらなくなったりします。**イライラしてメンタルが不安定になるのも仕方ないことなのです。性格やメンタルといった内面的なものも、食事によって変わります。

ストレスがたまるほど〝ニセの食欲〟に襲われてしまう

食事とメンタルの間には、切っても切れない関係があります。**メンタルが落ちたりストレスを感じたりすると、むやみに食欲がわいたり、強烈に甘いものやジャンクフードを食べたくなったりします。**これは、ストレスを受けてツラい思いをしている脳が〝報酬〟を

求めているんです。たとえば、

- カロリーを控える
- 食べる量を減らす
- 1日に1～2食しか食べない

こういった、ガマンを強いたり偏った食べ方をしたりすることは、体にとってストレスです。最初のうちは自分の意志でなんとかコントロールできるのですが、あるときを境にストレスが爆発して、食欲へと向かってしまうのです。無性に甘いものやジャンクフードを食べたくて、むさぼり食いが抑えられない！　**甘いものは、薬物以上に幸福感を与える効果があるともいわれています。そうなると、もう自分の意志ではコントロール不能。**

間違ったダイエットによってストレスを溜め、それがますます食欲を暴走させる……かつての私のようにダイエット沼に落ちている人の多くが、この悪いスパイラルに陥っていると思います。

ダイエットは本来、ツラいものではない。
そもそもできないダイエットをするからリバウンドする

かつて私がダイエットとリバウンドを繰り返していたとき、自分自身をずっと否定して、責めていました。「どうして何度もリバウンドを繰り返してしまうんだろう？」「こんな私はダメ、もう食べちゃいけない」と。**ダメな自分に与える罰として、食事を制限してツラい思いをしていた**んです。でも、ダイエットを〝罰〟や〝ツラいもの〟にしてしまったのは自分自身。その思い込みから脱却できたことで、私の人生は変わりました。

ダイエットへの思い込みを捨てるために、ふたつのことを心に留めましょう。

ひとつ目は、**ダイエットは自分を幸せにするために行うもの**だということ。余分な脂肪が取れ、機能的で美しい体が手に入ることを嬉しい、と感じるべきなんです。体が必要としているものをきちんと食べて、負担となる過剰なものは取り除く。そのための食事改善です。食べれば食べるほど、体は喜んで元気になり、本来の機能を取り戻していきます。

体の不調と目指したい体

● 太りやすい体質　▼代謝がよくて太りにくい体へ
● 疲れやすい　▼エネルギーにあふれていて元気な体へ
● 体が重い　▼スッキリとして爽快な毎日へ
● すぐにイライラ、クヨクヨする　▼メンタルが安定している状態へ

自分を幸せにするために、正しい食事によって体をよい状態へと整える。そのために行う食事改善は、未来の自分に贈るギフトです。**すればするほど体が喜ぶ、それが正しいダイエット。**ツラいもの、ガマンして耐えるもの、という思い込みは捨てましょう。

リバウンドすると、ダイエット前よりも体脂肪が増えてしまう

ふたつ目は、**ダイエットは一生続けるもの**だということ。すると決めたなら、絶対にリバウンドをしてはダメなのです。ダイエットに取り組むとき、私たちはついつい「1か月

で○kgやせる」「3か月先の○○に間に合わせる」といったように期間限定で物ごとを考えがちです。でも、**私たちは今だけやせたいわけではありません（今だけやせるということは、リバウンドするということ）。**リバウンドせずにずっと理想の体をキープしたいなら、一度始めたら一生続ける覚悟が必要です。そうなると、断食をしたり過激な食事制限をしたりといった手段は選べないですよね。ツラいことや苦痛を伴うことは長続きしません。

体のメカニズムからいっても、食事制限で急激にダイエットを行うと、脂肪に加え筋肉や骨までやせてしまいます。でも、リバウンドをするときは体脂肪だけが増えていきます。だから、リバウンドを繰り返すたびに太りやすい体になってしまいます。しかも、前にも説明しましたが、ストレスを感じることで過食も起こりやすく、ますます脂肪を溜め込みやすくやせにくい体へと変わってしまいます。**人は、楽しいことや嬉しいことしか続けられない**——だから、ラクをしながらきちんと食べて栄養をとる食事改善（この本のテーマ「ずぼら瞬食ダイエット」です）こそがおすすめなのです。

ひとつ目とふたつ目のゴールはつながっています。自分を喜ばせるためにダイエットを行えば、楽しくてずっと続けられる。だから一生リバウンドしないでいられるのです。

数字だけを目標にすると挫折する。自分はどうなりたい？ ゴールを具体的に思い描こう

ダイエットを始めようと決断したら、まず最初にしてほしいことがあります。**理想の体型になったあとにやってみたいことを、なるべく具体的に思い描いてみましょう。**

どんな自分を目指したい？

- どんなライフスタイルを送りたい？　そのとき側《そば》にいるのは誰？
- どんなファッションをしたい？　髪型は？　靴は？　アクセサリーは？
- どんなことが好き？　何に夢中になっている？　旅行？　習いごと？
- どのような仕事／生きがいをもちたい？
- 日々どんな感情で生活したい？

● 家族などまわりの人と、どんな関係を送りたい？

できるだけ細かく、具体的にイメージしてください。ファッションや、行きたい旅先、理想のインテリアなどは、アプリのインスタグラムやピンタレストなどを使って、好きなビジュアルを一覧で見られるようにするのもおすすめです。

具体的なイメージが描けたらさらに、それを言葉にしていきます。

次の**3つの順番で、「目的↓目標↓行動」と考えていきましょう。**

❶ 目的＝ゴール……なんのためにダイエットをしたいの？

〔例〕子どもにとって自慢できるママ／パパでいたい

家族のために健康でいたい

コレステロールを下げる薬をやめたい

いつも怒ったり、人を恨んだりすることをやめたい

自分に自信をつけて婚活を始めたい

夫婦関係を改善したい

❷目的に届くための目標……そのためには、いつまでに何kgやせたい？

［例］○月○日までに○kgやせる

次の春のシーズンまでにウエスト60㎝になってMサイズの服を着る

＊目標は、数字やサイズで表せるものにします

❸目標達成のために始める行動……そのためには、今から何をする？

［例］1日3食、規則正しく食べる

間食をやめる

ポテトチップスなどスナック菓子をナッツや干しいもに変える

毎朝、納豆を食べる

ちなみに、❸の行動内容については、今の段階で具体的に考えるのは難しいかもしれませんね。この本の3章や4章を読んで正しい知識を得てからもう一度考えてみてください。

まずは目的をしっかりと考えましょう。

1か月マイナス1kgで十分。12か月続けたらマイナス12kgになるんです

心身がストレスを感じると、脳は生命の危機だと感じて体を〝太らせる〟方向へと走らせます。食欲を増加させたり、脂肪を溜め込みやすくさせたり……。実は、一気に体重を落とすと同じようなことが起こります。**急激に変化したことで体が飢餓状態になっていると判断して、失われたものを取り戻そうと〝太らせる方向〟へと体をコントロールしてしまうのです。短期間で急激に体重を落とすダイエットにはリスクがあります。**

脳が「ピンチだ！」と慌ててしまわないよう、だましだまし少しずつ体重を落としていきましょう。目安としては、1か月に体重の3％以下までの変化に抑えるとよいでしょう。たとえば体重50kgの人なら、1か月で1〜1・5kgくらいが目標数値となります。

ダイエットを始める前は「たった1kg？」と物足りなく感じてしまうかもしれませんが、それでいいんです。半年たてばマイナス6kg、1年続ければマイナス12kg。目標は十分に達成できるのではないでしょうか？　目標数値を決めるときの参考にしてください。私自身も、食事改善で1年かけて最大時よりマイナス12kgを達成しました。

さあ！実践してみよう。自分の目指すものを明確にするワークシート

❶ まずは目的＝ゴールを決める

私（松田リエ）の場合は……、

- 健康になりたい
- 妊娠したい
- スリムな体でおしゃれを楽しみたい
- キレイな人でいたい
- 見た目のことで、引け目を感じたくない
- 自分に自信をもちたい

目的はいくつあっても大丈夫です。将来なりたい自分、理想の状態を思いつくままいくつも挙げてみましょう。「人間関係をよくしたい」「引っ込み思案な性格を直したい」「イライラ、クヨクヨしない人になりたい」などと、一見ダイエットと関係のないことでも大丈夫です。その悩みの原因を深く考えていくと、実は「自分に自信をもちたい」（↓そのために外見を磨く）、「メンタルを安定させたい」（↓そのために血糖値が乱高下しない食生活をする）などと、食生活の改善で解決できる道筋が見えてきます。

＊ノートやスマホのメモ帳などに思いつくまま書き出してみましょう（読み返したり、書き換えたりしやすいものがおすすめです。あとからその目的の達成度をチェックしていくので、表計算ソフトのように1項目ずつ仕切って書き込めるものもおすすめです）。

＊目指す自分に近づいていくと、新たな目的がまた見えてくるかもしれません。現状に応じて目指すものはどんどん変わっていく／増えていくものなので、あまり慎重にならず思いつくものはすべて書き出してみましょう。

❷ 次に、目的に届くための目標を定める

私（松田リエ）の場合は……、

- 1年後までに、フルタイムで外で働けるくらいに元気な体になる
- 30代前半までに妊娠したい
- 来年の夏休みは旅先のプールでビキニを着る
- 1年後に体重10kg減

目標は、具体的な数字や日付で表せるものにしましょう。そうすれば、達成できたかどうかを客観的にジャッジできます。

ちなみに、難易度が高すぎるときは達成期間をさらに先へ変更すればいいし、難易度が低くてすぐに達成できた場合は、次のゴールを新たに定めれば大丈夫です。軌道修正はあとからいくらでもできるので、まずは目標を定めることが大事です。

❸ 目標達成のための行動目標を立てる

私(松田リエ)の場合は……、

- 1日3食、バランスよく食べる
- 主菜でたんぱく質を、副菜で野菜や海藻をたっぷりととる

●シンプルな味付けで、加工された調味料などは使わない

何をするか決めたら、1週間ごとにチェックして、ゴールに近づいているかを確認しましょう。成果が出ていない場合は、その方法が自分に合っていない／行動が足りていない、ということなので、やり方を見直しましょう。

CHAPTER 3

ダイエット成功への近道。
それは栄養と体の
「太る理由」
「やせる理由」を知ること

「自分の体に足りないもの、過剰なもの それさえわかれば、体は変わる」

リバウンドなし、一生太らない体になるために、ガマンや根性は不要。正しい栄養の「瞬食知識」「瞬食習慣」を身につければいい、とお話ししてきましたが、それでは3章は具体的な「太る」原因について学ぶお勉強タイム。しばし耳を傾けてください。

私は体重41kg・体脂肪率21%（身長は153cm）を10年キープしていますが、自分が食べるもののカロリー計算をしたり、細かく計量したりといったことは一切していません（仕事のときは、カロリー計算をしながらレシピ作成をすることはありますが……）。今までダイエット指導をしてきた生徒さんにも、細かい計算が必要になるような食事法はお伝えしていません。なぜなら**面倒なことは長続きしないから。私自身がひと一倍面倒くさがりなので〝ずぼら〟**

流で続けられることを大切にしています。

ダイエットに取り組む前に知っておきたいことはただひとつ。「自分の体を太らせてしまう原因を知る」こと。そこを理解してしまえば、細かいルールをいちいち覚えなくても、食事で「避けるべきこと／したほうがよいこと」が感覚的にわかってくるんです。

繰り返しますが、ダイエットの究極の目的は、本来の自分を取り戻すことにあります。今、体重オーバーや体調不良に悩んでいるあなたの体は、理想とする状態にくらべると、きっと過剰なものがあるはずです。まずはそれを取り除いていきましょう。そして、不足しているものを補っていけばパーフェクト。この章を理解できたら、あなたは自然にやせていくはずです。

ではまず、あなたの日頃の食生活や習慣、体調についてふり返ってみてください。次のようなことに当てはまる人は、太りやすい素因をもっているといえます。なぜそれが太る理由になるのか、メカニズムを理解しましょう。

正しい知識（＝「瞬食知識」）を身につければ、家での食事はもちろん、買い物先や外食先でもそれらを回避する方法が備わってきます。

肥満を招く5大要因について、次のページから解説していきます。

肥満を招く食事や生活→その5大要因

● 運動してもやせない、食べる量は同じなのに太ってきた ▼❶基礎代謝の低下
● 朝ごはん抜き、やせようとサラダばかり食べている ▼❷栄養バランスの偏り
● 肌あれ、便秘などに長年悩まされている ▼❸貧血・隠れ貧血、❺腸内環境の乱れ
● 丼もの・パスタを食べがち、甘いもの好き ▼❹糖質のとり過ぎ、❸貧血・隠れ貧血
● ドカ食いしがち、イライラしがち ▼❺腸内環境の乱れ、❸貧血・隠れ貧血
● 冷え性、低体温、むくみやすい ▼❸貧血・隠れ貧血、❶基礎代謝の低下

太る原因を知る❶
基礎代謝の低下

生きるためのエネルギー消費＝「基礎代謝」が低下すると、脂肪が増える

私たちの体は、食べたものを材料にできています。骨や筋肉といった形あるものから、血液や涙や汗に至るまで、そのもととなるのは食べ物です。さらには、脳を働かせたり内臓を動かしたりするエネルギーも、食べたものがもととなっています。この、食べたものが

体の材料やエネルギー源へと変換されることを「代謝」と呼びます。**やせる人とやせない人の大きな違いは、代謝量にあるといってもいいでしょう。**エネルギーとしてしっかり消費されれば、やせた体になりますし、逆にエネルギー消費がうまくいかないと太ってしまうのです。

代謝は英語でいうと「メタボリック（metabolic）」。一度は耳にしたことのある単語ですよね。よく内臓脂肪の厚いぽっこりお腹のことを「メタボ腹」と呼んだりしますが、**お腹に脂肪が過剰に溜まるのも、代謝がうまくいっていない証拠です。食べたものをエネルギーに変換できないから、仕方なく脂肪として体内に蓄えてしまう**のです。

代謝は、寝ているときも起きているときも24時間休みなく行われています。呼吸をする、心臓を動かす、体温を維持する、胃腸を動かす、尿を排泄する、爪や髪が生え変わる……。ゴロゴロしているだけでも、まったく動かない安静時でもエネルギーを消費します。これを「基礎代謝」と呼び、代謝全体の6〜7割を占めます。つまり、代謝全体で見れば、運動して消費するエネルギーよりも、基礎代謝のエネルギーのほうが消費量は多いということ。そこで、私がお伝えしたいのが、**「運動するより、まずは基礎代謝でエネルギーを消費**

できる体を目指そう」ということです。すなわちそれは、食事の改善となります。

歳をとるにつれ 基礎代謝量が落ちて太りやすくなる

若いうちは体にエネルギーが満ち満ちて基礎代謝も活発ですが、年齢を重ね老化が加速すると、基礎代謝量が落ちていきます。男性だと、20代の頃は1日約1500カロリーの基礎代謝量がありますが、70代に入ると1290カロリーに。女性も20代では1110カロリーなのが70代以降では1020カロリーに減ります（データ／厚生労働省e-ヘルスネット「加齢とエネルギー代謝」）。男性だと210カロリー、約ごはん1杯分のエネルギー消費（女性は約ごはん半杯分）が減ってしまうので、若い頃と同じように食べていたら太ってしまうのも当然です。

ちなみに食事をとること自体でも、代謝量が上がります。「食事誘発性熱産生」といって、食べたものを消化して代謝するときに、体のなかで熱が生まれエネルギー（代謝全体の10％）

となるからです（食べたあとに体がポカポカと温かくなるのはこのせい）。

この食事誘発性熱産生は、食べ物の種類によって異なります。**たんぱく質は食べたものの30％が熱として燃えますが、糖質だとたった6％、脂質だと4％**（データ／同「食事誘発性熱産生」）。つまり、年齢を重ねるほどに、積極的にたんぱく質をとって代謝を高めることが大事なのです。しかも、たんぱく質は筋肉のもととなる栄養素です。筋肉による活動代謝は代謝全体の20％を担う重要なもの。つまり**たんぱく質を積極的に食べることが代謝アップにつながる**ということです。

覚えたい！　栄養と体のメカニズム「基礎代謝を上げるたんぱく質」

- **やせたいなら、食事をきちんととって基礎代謝を上げる**
- **間違った食事で筋肉を落とすと、基礎代謝が下がる**
- **基礎代謝を上げるのに有効な栄養素は、筋肉を作るたんぱく質**

また、**間違ったダイエットを行うと体重が落ちるときに筋肉も落ちてしまいます。でも、リバウンドするときは脂肪だけが増えていき、筋肉は戻りません。**だからリバウンドすればするほど、基礎代謝の低い太りやすい体になっていきます。

代謝が悪いと体温も低下。老化や肥満が加速する

基礎代謝を上げるには筋肉や脳、そして内臓の働きも重要です。とくに肝臓は、全身の筋肉と同じくらいたくさんのエネルギーを使って代謝活動を行っています。

肝臓は、食べたものを分解・合成したり、栄養を血流にのせて全身に届けたり、体温を一定に保ったりと生きるために欠かせない大事な働きを担っている内臓です。そんな肝臓の働きを助けるために私たちができる唯一のことは「きちんと食べる」こと。肝臓が働くために必要な栄養素（具体的にはたんぱく質・ビタミン・ミネラルをバランスよく……92ページで詳しく解説します）を食事で補うことで、代謝を高めることができるのです。

私は、ダイエットに明け暮れていた10～20代の頃はずっと低体温で平均体温が35・5度

代謝UPに必要なのは、体のどこ？

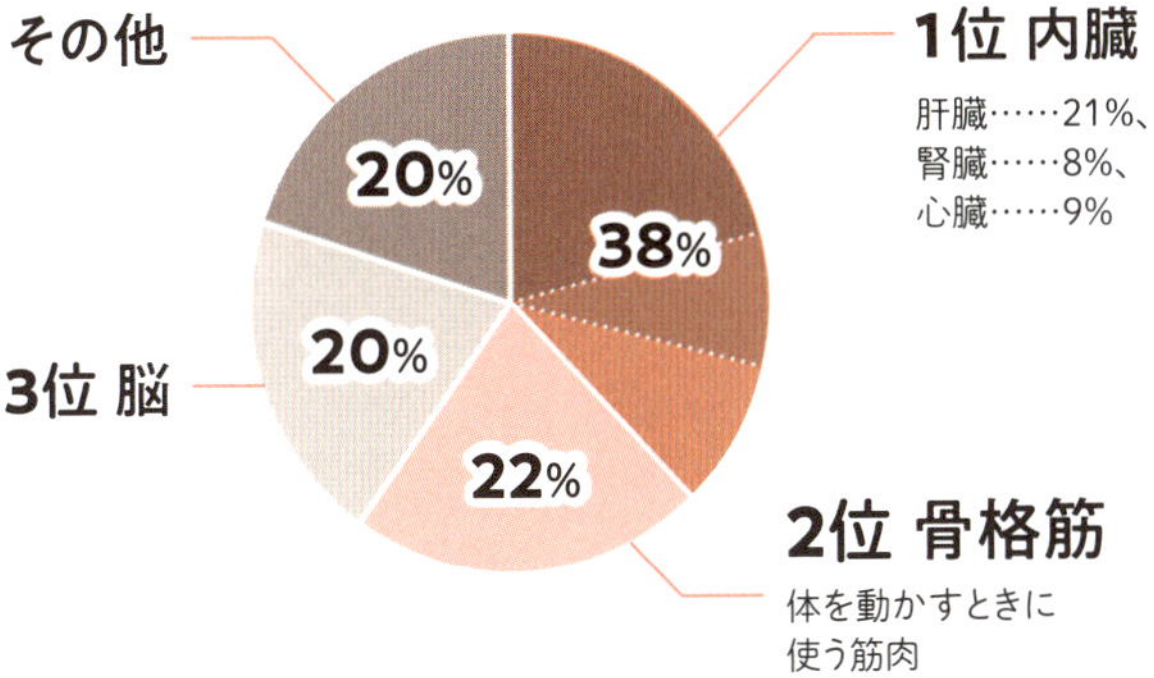

＊厚生労働省e-ヘルスネット「ヒトの臓器・組織における安静時代謝量」

でした。冷え症でしたし、手足の指全部にしもやけができたりしていました。現在の体温は36・5度。食事を改善したことで平均体温が1度も上がったのです。おかげさまで冷え性にも、しもやけにも悩まなくなりました。

ここで大切なことは、基礎代謝の40％近くをしめる内臓の働きは、食事でしか高められないということ。栄養が届かないと内臓が働かなくなってしまって、全身にいきわたるべきエネルギーも枯渇してしまうのです。

きちんと食べないと、内臓の機能が低下して太りやすい体になってしまう。この事実を覚えておきましょう。

覚えたい！　栄養と体のメカニズム「内臓の基礎代謝と期待できる効果」

- きちんと食べることで、内臓の機能（基礎代謝）が上がる
- 内臓の基礎代謝が上がると、体温がアップ。体に栄養を巡らせる効果がある

太る原因を知る❷
栄養バランスの偏り

アミノ酸・ビタミン・ミネラルが揃わないと食べたものは燃焼しない

脂肪を蓄積しないように基礎代謝を上げるためには、食事をきちんととって内臓や筋肉、脳などを働かせることが大事だとお伝えしました。ただし、〝食べる〟といってもジャンクフードやお菓子のようなものでは意味がありません。**代謝活動を活発にする栄養素を食べる必要があります。**

その栄養素とは、「アミノ酸」「ビタミン」「ミネラル」の3つです。

□アミノ酸……エネルギー燃焼に重要なたんぱく質を作る

アミノ酸は細かい分子で、複数のアミノ酸が集まるとたんぱく質になります。体の筋肉や血管、骨などを作るのにもたんぱく質（＝アミノ酸）は不可欠。ちなみにアミノ酸は20種類存在していて、体のなかで作られるものもあります。体のなかで作ることができず、食べ物で補う必要があるアミノ酸9種を「必須アミノ酸」と呼びます。

この9種類はバランスよくとる必要があり、ひとつでも欠けていると合成不足となります。たとえば小麦にもそれなりの量のアミノ酸が含まれますが、必須アミノ酸の「リジン」が足りないため、**小麦を食べてもアミノ酸補給としては足りない**のです。

代謝を上げる鍵……必須アミノ酸を多く含む食品＝たんぱく質食材

●**魚、肉、大豆や大豆製品、卵、乳製品など**

9種類のアミノ酸をバランスよく含んでいるかを示す指標のことをアミノ酸スコアという。動物性の肉・魚・卵・乳製品はスコアが100。大豆もスコア100

ビタミン……やせ効果アップのお助け栄養素

微量栄養素とも呼ばれ、ほんの少量でも体内で重要な働きをします。ビタミンA、ビタミンB群、ビタミンC、ビタミンE……といろいろな種類があります。ビタミンの働きはよく、車のエンジンオイルにたとえられます。車にガソリン（エネルギー源）を満タンに入れても、点火・燃焼のサポートをするエンジンオイルがなければ車は走りません。人間の体でエンジンオイルになるのはビタミン。ごはんやパンなどの炭水化物も、魚や肉などのたんぱく質も、燃やしてエネルギーにするにはビタミンの力が不可欠です。

ちなみにビタミンは野菜や果物に多く含まれているイメージをもっている人が多いかと思います。もちろんそれは間違いではありませんが、実は**脂肪や糖質をエネルギーに変換するのに欠かせないビタミンB群は、肉や魚にも豊富に含まれています。私のおすすめはこのビタミンB群。毎日ちょい足しすることでやせ効果がアップ**します。

ダイエット効果の高いビタミンB群

- ビタミンB6……たんぱく質の代謝に（鶏むね肉、バナナ、トマト、ブロッコリーなど）
- ビタミンB1……糖質の代謝に（魚介類、豚肉、乳製品、豆腐、玄米など）
- ビタミンB2……脂質の代謝に（乳製品、わかめ、卵、さば、さんま、納豆など）

□ミネラル……体の機能を正常にしてくれる役割

ミネラルも、体内で合成できないため食事でとる必要のある微量栄養素です。ビタミンと同じく、体内でエネルギー源が使われるときに化学反応を起こして、代謝を促します。ミネラルは自然界に存在する天然のもの。体から作り出すことが難しいので、食事で摂取したいものですが、精製された食品や加工食品はミネラルが失われていることが多く、現代人はとりわけ亜鉛やマグネシウムなどのミネラルが慢性的に不足しがちです。とはいえ、バランスのいい食事をしていればミネラルが不足するということはありません。

ちなみに天然塩もミネラルが多く含まれています。私は、料理には海水からとれた海の塩を毎日使っています。

知っておきたい「ミネラルの効能」と食品

- **マグネシウム**……便をやわらかくする。筋肉のコリをほぐす（海藻類、煮干し、豆類）
- **カルシウム**……不足すると太りやすい（乳製品、大豆製品、小松菜）
- **鉄分**……不足すると貧血になりやすい（レバー、肉、魚、大豆製品）
- **カリウム**……不足するとむくみやすい（のり、ひじき、バナナ、いも類）
- **亜鉛**……新陳代謝を促す。味覚改善（かき、牛赤身肉、たらこ、しらす干し、鶏卵）

栄養バランスで大切なのは、「アミノ酸」「ビタミン」「ミネラル」はそれぞれがお互いに影響し合って働くということ。ひとつでも欠けているものがあると、代謝がうまくいかなくなってしまうのです。

だから、**代謝アップのためには「栄養のあるものを偏りや不足なく食べる」ことが欠かせない**のです。

太る原因を知る③

貧血・隠れ貧血

美しくやせたいなら、血液を元気に。女性の多くが自覚のないまま貧血に

ミネラルが不足すると、代謝が低下して太りやすい体になります。なかでも注意したいのが鉄不足による貧血です。**貧血は日本人に多く、かつての私も貧血に悩まされました。代謝を落とし切って、私のところに「最後の砦《とりで》!」と駆け込んでくる人も、ほとんどが貧血あるいは自覚のない隠れ貧血に陥っています。**自分で気づいていないだけなんです。

ですから、私の指導は、ダイエット指導というより、まず貧血の改善指導から行うことが大半です。

貧血とは、赤血球の材料となる栄養（鉄分・たんぱく質・ビタミン類など）が不足することで血液が薄くなってしまう症状のこと。そうなると全身に酸素や栄養分がいきわたらなくなり、ひとつひとつの細胞まで元気に働けなくなってしまいます。

汗の分泌、皮膚や髪の新陳代謝によって、1日当たりおよそ1mgの鉄が排泄されるといわれます。女性は1回の月経で15～50mgほどの鉄が失われてしまうので、貧血になりやすいのです（月経のある成人女性の1日の鉄分の推奨摂取量は10・5～11・0mgです）。

Check

【もしかしたら貧血・隠れ貧血？　日頃の症状編】

日頃の不調、実は貧血のサインかもしれません

□立ちくらみ、めまいがして、立っているのがツライ

□疲れやすい、だるい、息切れしやすい

↓全身が酸欠＆栄養不足になっているサイン

□手足が冷える

□顔色が悪い

□慢性的な頭痛がある、肩や首のコリがひどい

□食欲がない、朝食が食べられない

□肌あれしやすくなった

↓血行が悪くなると、さまざまな滞りの症状が出てくる。炎症なども起こりやすくなる

□**唇の端が切れやすくなった**
□**爪が変形したり、もろく欠けやすくなった**
□**抜け毛や、髪のパサつきが気になる**
□**シワやたるみが目立つ**
↓肌や髪は比較的短いサイクルで新陳代謝しているので、代謝が滞るとてきめんに不調が目立ちやすくなる。コラーゲンを合成するには鉄とビタミンCが必要なので、不足すると肌の老化や骨粗しょう症などが起こりやすくなる
□**イライラすることが多くなった**
□**朝起きるのがツラい、もしくは寝つきが悪い**
□**生理前になると心身ともに調子が悪くなる**
□**風邪などが長引いてなかなか治らない**
↓脳内の神経伝達物質が不足してメンタルの不調も起こりやすくなる。体調をコントロールする自律神経が乱れたり、免疫機能も低下したりしがちに

Check

【もしかしたら貧血・隠れ貧血？　生活習慣編】

次のような生活をしている人は貧血、隠れ貧血になっているかもしれません

□**食事を抜くことがある**

□**食事量を制限するダイエットや、〝○○だけダイエット〟を長年続けてきた**

□**肉・魚を毎日意識してとっていない**

↓〝食べない〟ダイエットをしていた人は、慢性的に鉄分が不足している可能性が大。また、鉄はたんぱく質とセットで体に吸収されるので、肉や魚などたんぱく質食材を食べない人は鉄不足になりがち

□**インスタント食品、加工食品、ファストフードなどを食べることが多い**

↓加工食品に含まれる添加物のなかには、鉄分の吸収を阻害するものがある

□**日頃まったく運動をしていない／もしくはハードな運動を続けてきた**

↓負荷の高い運動は鉄を消耗する

□**食後にコーヒーや濃いお茶を飲む習慣がある**

↓コーヒーやお茶に含まれるタンニンは、鉄分の吸収を阻害する

□**生理の出血量が多い、血の塊が出ることがある**

↓生理の量は個人差があり、量の多い人はそれだけ鉄が失われがち

□**妊娠・授乳中である**

↓妊娠・授乳時はそうでないときよりも貧血のリスクが上がる

□**タバコを吸う**

↓喫煙をすると、鉄分の吸収を高めるビタミンCが消費されてしまう

栄養バランスのとれた食事ができていなくて、98ページからの貧血・隠れ貧血チェックリストのような自覚症状がある人は貧血の可能性が大です。**全身を巡る血液が酸素&栄養不足になってしまったら、さまざまな不調が出てしまう**のは想像できますよね？　24時間体がしんどくなる、疲れる、体が重くてだるく冷えて、免疫も落ちる、イライラしたりクヨクヨしたりとメンタルも最悪。ダイエットや美容どころではありません！

とはいえ、鉄分をとるために〝鉄分の多い食品リスト〟をわざわざ暗記する必要はありません。肉や魚、大豆製品などたんぱく質の多い食品を毎日意識して食べていれば、鉄分もとれるからです。**たんぱく質は積極的に食べていきたい栄養素です。毎食手のひら1枚分のたんぱく質食材をとるように意識すれば、鉄分補給としても十分**です。

ちなみに、栄養が足りていなかったかつての私もそうだったのですが、ダイエット相談者に多いのが、「アイスクリームが無性に食べたくなる、冬でも食べてしまう」というエピソードです。これも、栄養学的に説明がつきます。

体は疲れを感じると、甘いもので一時的に血糖値を上げて元気を出そうとします。だから**貧血で慢性的に疲労を感じているときは、甘いものを欲するようになります。さらには、**

貧血になると自律神経の乱れからか、冷たいものが食べたくなります（氷をバリバリと食べたくなる「氷食症」は、貧血が進むと見られる異常食のひとつです）。甘い＋冷たい＝アイスクリームを無性に食べたくなるのも、鉄分不足のサインのひとつです。

思い当たる人はしっかりたんぱく質を食べることで、ダイエット効果のみならず、健康的な心と体も得ることができます。

太る原因を知る 4
糖質のとり過ぎ

体重コントロールに苦労している人は糖質のとり方に悪いクセがある

「それほど食べていないのに全然やせない」

「食べてはダメだとわかっていても、気づけばついつい食べ過ぎている」

あなたはどちらのタイプでしょうか？　もしかしたら「両方！」という人も多いかもしれませんね。かつての私も、ダイエットモードのときは「食べない」を頑張っていたし、それに疲れてリバウンドのターンに入ると「ガマンできずに食べ過ぎる」の日々でした。

食習慣に問題があって体重コントロールに苦労している人には、共通する特徴があります。それは、糖質をとり過ぎているということ。**糖質が多い食品の代表選手は、白米や小麦粉、砂糖など。**外食ではごはん多めの丼ものを注文したり、甘い菓子パン1個で食事をすませたり……。食べない／食べ過ぎる、どちらのタイプも糖質の比率ばかりが高くて、たんぱく質やビタミン・ミネラルが不足した現代型の栄養失調状態になっているのです。

糖質とはその名のとおり「糖」を含む食べ物のこと。食物繊維と合わせて炭水化物ともいわれ、3大栄養素のひとつです。炭水化物（糖質）は体にとって重要ですが、とり過ぎになりやすく体に溜まりやすい栄養素でもあります。前出の【太る原因を知る②】でも解説しましたが、食べた糖を体内でエネルギーに変換するためには、ビタミンやミネラルなどの力が必要です。**サポート役の栄養素をとらずに糖質だけをとると、体のなかで交通渋滞を起こしてしまって脂肪へと変わっていく**のです。エネルギーとして使われないものがどんどん体内に溜まっていくのだから、体が重くなって不具合が起きるのも当然ですよね。

はっきりと断言します。糖質をとり過ぎると太ります。そして老けます。健康面でも美容面でもいいことがありません。

覚えたい！　栄養と体のメカニズム「糖質とダイエット」

- **糖質（炭水化物）は、ついつい とり過ぎになりやすい栄養素**
- **糖質をとり過ぎると太る。老ける**
- **糖質をエネルギーとして燃やすには、ビタミン・ミネラルの力が不可欠**

血糖値の乱高下は脂肪を溜め込み、メンタルにも悪影響

なぜ糖質をとり過ぎると太るのか、そのメカニズムを解説しましょう。すでに2章で説明していますので、読み飛ばしていただいてもかまいません。ここで伝えたいことは、**糖**

質過多は、血糖値が乱高下して体にもメンタルにも悪いことが起こるということです。

糖質をとると、血液のなかに糖が流れて血糖値が上がります。すると血糖値を下げるホルモン・インシュリンが分泌されて、糖をエネルギーとして活用しやすい形に変えていきます。エネルギーとして使い切れなかったものは、脂肪として体内に蓄えられます。

血糖値が上がってインシュリンが分泌されること自体はいいのです。自然な体のメカニズムです。問題なのは、一気に血糖値を急上昇させてしまうと、あふれた糖を処理するために、インシュリンもバンッと大量に分泌される、ということです。インシュリンが頑張り過ぎて、あふれた糖をせっせと脂肪として溜め込んでいく＝つまり太る、というわけです（こういう食生活を長年続けていると、インシュリンを分泌する臓器が疲れてしまって、糖尿病になったりします）。

しかもインシュリンが大量に分泌されたあとは、一気に血糖値が下がります（2章で紹介した「血糖値スパイク」です）。血糖値が下がると体は〝お腹が空いた〟と勘違いして、血糖値をすぐに上げてくれるような甘いものを欲します。そこで食べてしまうとまた血糖値が急上昇して……とジェットコースター状態を繰り返します。実はこのとき、メンタルも大変動。**甘いものを食べると一瞬、高揚感を得られますが、その後急激に空腹感に襲われて**

イライラ、ソワソワしてしまいます。さらに抗えないような強い眠気に襲われて、集中力も低下します。そしてさらに悪いことが。イライラを抑えるビタミンB1は、糖質をとると消耗されてしまいます。血糖値の乱高下に加え、ますますイライラが加速してしまい、新たに甘いものを求めてしまう……という悪循環をたどります。

ところで糖質に関連して、最近よく聞くGI値、ご存じでしょうか？　GI値とは食品の「糖質の吸収度」の値です。GI値が低いほど、糖をゆるやかに取り込むので、ダイエットにおすすめ。全粒粉パンやオートミールは低GI食品。食パン、白砂糖などは高GI食品です（詳しくはとじこみ付録②の「やせる食材比較リスト」を参考に）。私の家では、和食料理には白砂糖の代わりに煮切りみりん、サンドイッチなら食パンの代わりに全粒粉パンやフランスパンなどにしています。

どのくらいまでなら糖質を食べてもいいのか？　というのには個人差があります。体格やライフスタイルによってかなり変わってくるからです。**「瞬食ダイエット」では、ごはんなら1食につき握りこぶし1個分（茶碗に軽く1杯）を推奨しています。**デザートで糖質が多いフルーツを食べるときも、握りこぶしより多くならない量を目安にしましょう。

フルーツの糖質、どれが多い？　少ない？

・**糖質多め**…バナナ、ぶどう、マンゴー、かき、りんごなど
・**糖質少なめ**…いちごなどベリー類、なし、グレープフルーツなど

フルーツはミネラルやビタミンも豊富。食べ過ぎに気をつければ避ける必要はない

太る原因を知る 5

腸内環境の乱れ

やせホルモンは腸から生まれる。
腸の汚れはダイエットの大敵

代謝を高めるためには、体に入れるものだけでなく、不要なものを捨てることも大切で

す。体のなかで役割を終えた「燃えかす」「ゴミ」をきちんと排出する——人間の体は、老廃物の7割以上を大便に、2割を尿に、残りを汗などの分泌物の形にして出しています。いらないものをスッキリと捨てたら体も軽くなる、というイメージはしやすいと思います。実はそういった〝捨てる〟機能ではなく、腸にはやせる体質を〝生み出す〟強力な働きもあります。やせたいなら、何はともあれ腸内環境をよくしてください。

まず、**腸が整うとメンタルが強くなります。空腹感でイライラしたり、ストレスで過食する機会が減っていきます。**緊張すると下痢をしたり、ストレスを感じると便秘になったりすることからもわかるように、精神状態と腸のコンディションには関連がありますよね。腸は「第2の脳」と呼ばれるほど、脳と密接なつながりがあります。たとえば〝幸せホルモン〟と呼ばれる「セロトニン」は、脳と腸に存在する神経伝達物質です。**セロトニンには心を落ち着けて食欲を抑える働きもあるので、腸を整えれば食欲の暴走が起こりにくくなるのです。**近年では、脳の満腹中枢に関わる物質が腸内でいくつも生み出されているという研究データが続々と発表されています。

腸内の「善玉菌」を優位にする食生活は？

また腸には、代謝アップに欠かせないビタミンB群を生み出す細菌も存在します。食べたものを消化したり吸収したりする過程で、体に必要な栄養素を新たに生み出してくれるのです。こうした〝生み出す〟力を高めるためには、腸内の菌を育てるような食事をとることが大事です。

腸内細菌には「悪玉菌」と「善玉菌」と「日和見菌《ひよりみ》」がいます。日和見菌はその名のとおり、どっちつかずの性質をもつ菌です。腸内環境がいいときには善玉菌として働きますが、悪玉菌が優位な環境だと悪い菌になってしまいます。だから、日和見菌が善玉として活発に働くような環境を作れば、腸内環境はよくなり、やせやすくなります。

近年は「腸活」ブームで、腸にいいというドリンクやサプリメントがたくさん登場しています。でも、どれだけ体によいものをとっても、日々の食事がよくなかったら台無しで

腸内細菌の「黄金バランス」

善玉菌 2 ： 日和見菌 7 ： 悪玉菌 1

す。まるで泥水のなかで高級洗剤を使って洗濯をしているようなもの。かけた努力もお金ももったいないことになってしまいます。腸内環境をよくするのに特別なものは必要ありません。1日3回規則正しく、栄養バランスのとれた食事をとっていれば、腸の調子は自然と上向いてきます。たとえば**主食・汁もの・副菜・小鉢の定食スタイルなら、菌のエサとなる食物線維や野菜、水分などが必ずとれます**。

食事改善をすると、1か月もしないうちにお通じが毎日つくようになります。便秘薬が長年手放せなかった私がそうでしたし、ダイエット講座の生徒さんも（ダイエットに悩む方は、圧倒的に便秘や下痢の悩みを抱えているケースが多いです！）、**体重の変化とともに便通も改善されていきます。これを「お便《たよ》りがある」と私は呼んでいます（笑）。**決まったサイクルでお通じがあり、ほどよい硬さのバナナ便が出るようになったら、腸内環境は良好な証拠です。

覚えたい！　栄養と体のメカニズム「腸内環境」

- 腸は排出だけでなく、ダイエットに役立つ栄養素や物質を生み出す
- 腸は脳の働きや精神状態と密接な関わりがある
- 栄養バランスのとれた食事を1日3食とっていれば、腸内環境は整う

Check

【「お便り」はある？　腸の健康度】

腸内環境の悪いサイン、あなたも心当たりありませんか？

□ 便が3日以上出ないことがよくある
□ 便秘だけでなく下痢になることがよくある
□ 便がとても硬いときがある

□便秘解消のために浣腸や便秘薬をよく使う
□パンやお菓子だけで1食をすませてしまうことがある
□便意があるのにガマンすることが多い

さあ、栄養の知識は頭に入りましたか？　まずは太る原因を作ってしまう5大要因を避けていくことから始めましょう。

私たちの体は本来、自分の体が求めるものを「これを食べたい！」「自分の体は今、この食べ物を必要としている！」と正しく感じ取るセンサーが備わっています。

ところが、食べ過ぎたり栄養が不足する生活を長年送り続けてきたりしたせいで、そのセンサーがどんどん鈍くなってしまっているのです。今、あなたが太ってしまっているのは、そのせい。

センサーの調子を完璧に元どおりにするまでは、頭に叩き込んだ栄養知識が役に立ちます。買い物するとき、家で料理するとき、外食するとき、「たんぱく質を食べるなら、ビタミンやミネラルもとろう」「この急激な空腹感は、血糖値の乱高下による偽りの食欲かも。次の食事でバランスよく食べよう」……などと判断することができます。これぞ、正しい栄養の「瞬食知識」です。

最後に1日に必要な栄養素を含む「やせる10品目」をお教えします。とじこみ付録①（10品目の覚え方「おまごには（わ）やさしく」）と併せて読んでください。

1日10品目を目指そう

❶ **オイル**…オメガ3、オメガ9などの良質な油は、基礎代謝を高め、細胞を守る

❷ **米**…糖質（炭水化物）は脳や体を動かすエネルギー源

❸ **豆類**…ビタミン、ミネラル、炭水化物、たんぱく質、食物繊維など栄養豊富

❹ **卵**…たんぱく質、ビタミン豊富で、悪玉コレステロールの低下に効果あり

❺ **肉**…動物性たんぱく質は基礎代謝アップの代表選手。鶏むね肉、豚や牛なら赤身肉がおすすめ

❻乳製品…カルシウム、ビタミンB群を含むので適度に摂取。脂質、カロリー過多注意
❼海藻類…食物繊維、ミネラルが豊富。腸内環境を整え、鉄分不足を補う
❽野菜…ビタミン、ミネラル、食物繊維が豊富。抗酸化作用、細胞の健康維持効果も
❾魚介類…良質の動物性たんぱく質。青背魚には動脈硬化予防にいいDHAを含む
❿きのこ類…ビタミンB群、ビタミンDが豊富。糖質や脂質の代謝、疲労回復効果も
●**[おまけ] ナッツ類**…ミネラル、食物繊維が豊富。中性脂肪やコレステロール改善効果のある不飽和脂肪酸も多い。高エネルギーなので食べるときはひとつかみ程度

毎日「やせる10品目」の摂取を心がけながら1か月、3か月、半年……と続けていくうちに、あなたのなかに眠っている食のセンサーはきっと機能を取り戻します。本能のおもむくままに食べても太らない、理想の体へとなっていくのです。

誤ったダイエットを20年近く続けて完全にセンサーがおかしな状態になっていた私でも、1年間の食事改善でもう一生太らない体を手に入れました。この心地よい体と心の状態を、ぜひ読者のあなたにも手に入れてほしいと思います。

CHAPTER

4

食べるほどやせるって、本当⁉すぐ身につく「瞬食習慣」

「ダイエットは一生モノ。だから気合いゼロの日でも続けられる〝ずぼら〟流で」

今日からダイエットを頑張ろう！　とスタートした日は、誰もがやる気に満ちています。けれど、そのモチベーションはなかなか続かないもの。最初に決めたルールをだんだん守れなくなり、そのうち体重を毎朝測るのも億劫《おっくう》になり……と脱落のパターンを歩んでいきます。**〝やる気〟のみに頼るダイエットは、多くの場合失敗します。**

私たちは、今だけやせたいわけではありません。一生太らない体でいたいのです。つまり、今日から始めることは、一生続けていくつもりで実践していきたい。続けていくうちにモチベーションが下がるのは当たり前、と覚悟して、気合いゼロでも実践できることだけルーティンにしていきましょう。この本のテーマ、「瞬食マインド」で続ける「ずぼらダイエット」には〝瞬時にできて、手間も気合も必要としないから、ずっと続けられる。しかも一生リバウンドしない〟、そんな意味が込められています。

そして「瞬食ダイエット」の特徴は、食べるほどやせること。

太っている人にとって、「食べること」＝ダイエットの敵、ととらえがちです。だからこんなに食べて本当に大丈夫なの？　と半信半疑になる方も多いでしょう。でも正しい食材を規則正しくしっかり食べていれば、本当に勝手にやせていくんです。その理由は3章で解説したとおり、栄養をしっかりとることで、体が整い、代謝もアップしていくから。太っているのは、栄養の悪い食べ方をしていたからにすぎません。

さあ、食事制限とは別れを告げて、毎日「やせる10品目」（とじこみ付録①）を目指しながら、しっかり食べていきましょう。

ミッション
1

まずは毎日3食食べる

食事改善の第1歩は、1日3食食べること。

そんな簡単なこと？　と思うかもしれませんね。でも、多いんです。1日2食とか1食半ですませてしまう日がある、という人。とくに、ダイエットを意識しているのになかなかやせられないという人は、「お腹もそんなに空いていないし、食べたら太るし、食べなくてもいいか」と気軽に食事を抜いてしまいがち。あとは、わざわざ食事をするのが面倒くさいからと、手軽につまめるスナックで1食をすませる人も。

その習慣、太りますよ。まずは食事を抜くことをやめましょう。


朝、昼、晩と3食規則正しく食べることのメリットは、1日を通して「空腹感少なく過

ごせるため、やせやすい」こと。逆にお腹が空くと、体は栄養を補おうとして本能的にカロリーが高いもの、炭水化物や脂質を欲しがちですから、気をつけて。

また、**食事と食事の間隔が6時間以上開いてしまうと、筋肉からエネルギーを作り出すようになり、筋肉が減りやすくなる**といわれています。食事時間が遅れてしまった……というときでも、その時間から2時間以内に食べて調整すれば問題ありません。仕事などでどうしても規則正しく食べられない人は、食間にナッツや豆乳などの栄養補給をするのもおすすめです。

1日3食食べることで、体に規則正しいリズムをつける。これが最初の目標です。

ミッション
Petit complete

1日3食欠かさず食べる。まずは1週間続けられるか挑戦

ミッション

2

3食のうち、とくにしっかり食べたい朝ごはん

朝ごはんを食べると、日中は体温が上がって活動的になります。エネルギーを消費しやすい体になって、1日をスタートできます。そして**朝から活動的に動いていると、夜は自然と眠くなります。夜にしっかり眠るから内臓もリカバリーされる。だから翌朝も調子がいい……というように、3食食べる生活リズムによって、健康的で代謝のよい体ができあがっていきます。**

逆に夜更かしをして、妙に目が冴えて寝る直前に何かを胃に入れてしまうと、余分なエネルギーを脂肪として溜め込むことになってしまいます。

食事は、体にとっては〝食べ物を取り込んでエネルギーへと変えていく仕事〟のひとつ。食事をするだけでも体は熱を生み、エネルギーを消費します（3章でも登場した「食事誘発性

熱産生」ですね）。食事によって体温が上がる（＝代謝が上がる）ので、朝食べれば活動的で脂肪が燃えやすい状態で1日を過ごすことができます。

忙しい朝は朝ごはん抜き、という人も多いかと思いますが、作りおきや常備品で手間をかけずに必ず食べるようにしましょう。ただし太る組み合わせもあるので気をつけて。

- やせる朝ごはん　▼**納豆ごはん（1パック）、卵かけごはんやゆで卵（1個）などのたんぱく質**
- 太る朝ごはん　▼**菓子パンとカフェオレ（糖質と脂質過多）、グラノーラとプロテイン（糖質過多）、スムージーだけ（体温を下げる）**

ミッション
Petit complete

朝ごはん抜きは絶対避ける。簡単でいいので、しっかり食べて朝から燃えやすい体を準備する

ミッション

3

食事は「定食スタイル」で。主食・主菜・副菜を必ず！

それでは、1日3食とるときにどんなものを食べたらいいのでしょうか？

答えは「定食スタイル」の食事です。和食の店でランチタイムに提供されるような、ごはん・汁もの・メインおかず・小鉢などがひとつのお盆にのった食事をイメージしてください。

「でも、朝はパンが食べたいし……」「ときにはパスタも食べたい……」。

もちろん、主食がパンになってもパスタになっても問題ありません。基本的に〝食べてはいけないメニュー〟というものはないので、ガマンせずに好きなものを食べてOKです。

ただ、**パンだけ、パスタだけ……など、主食だけで1食をすませるのは避けましょう。**

● 理想の定食スタイル ▼ **①ごはん ②メインのおかず ③小鉢 ④できれば汁もの**

● おすすめ定食　▼焼き魚定食、お刺し身定食、鶏肉の塩麹焼き定食、肉豆腐定食

● 避けたい単品食　▼菓子パン、チャーハン、天ぷらうどん、カツ丼だけの単品メニュー

定食のなかでも、和定食はダイエットに最高のおすすめ献立です。魚や肉のおかずに、あえもの、みそ汁、と栄養バランス抜群。主食がパスタなら、ボリュームのある魚や肉（主菜）を具に入れたり、野菜や豆のサラダを添えたりして〝定食スタイル〟に近づけて。理想の定食スタイル例は次ページを参考にしてください。

ミッション
Petit complete

パスタやチャーハンだけの食事は避ける。主食・メインおかず・副菜の3品を、毎食、指さし確認！

たとえばこんな…理想の定食スタイル

【基本の和定食スタイル】

和定食は、しょうゆ、みそ、出汁などのシンプルな味付けが多いので太りにくい

副菜
野菜サラダ(赤や緑が混ざったいろいろ野菜)/余裕があれば副菜をもうひとつ

副菜2
なすとめかぶのネバとろマリネ/めかぶは味付きでないもので、酢としょうゆなどであえる

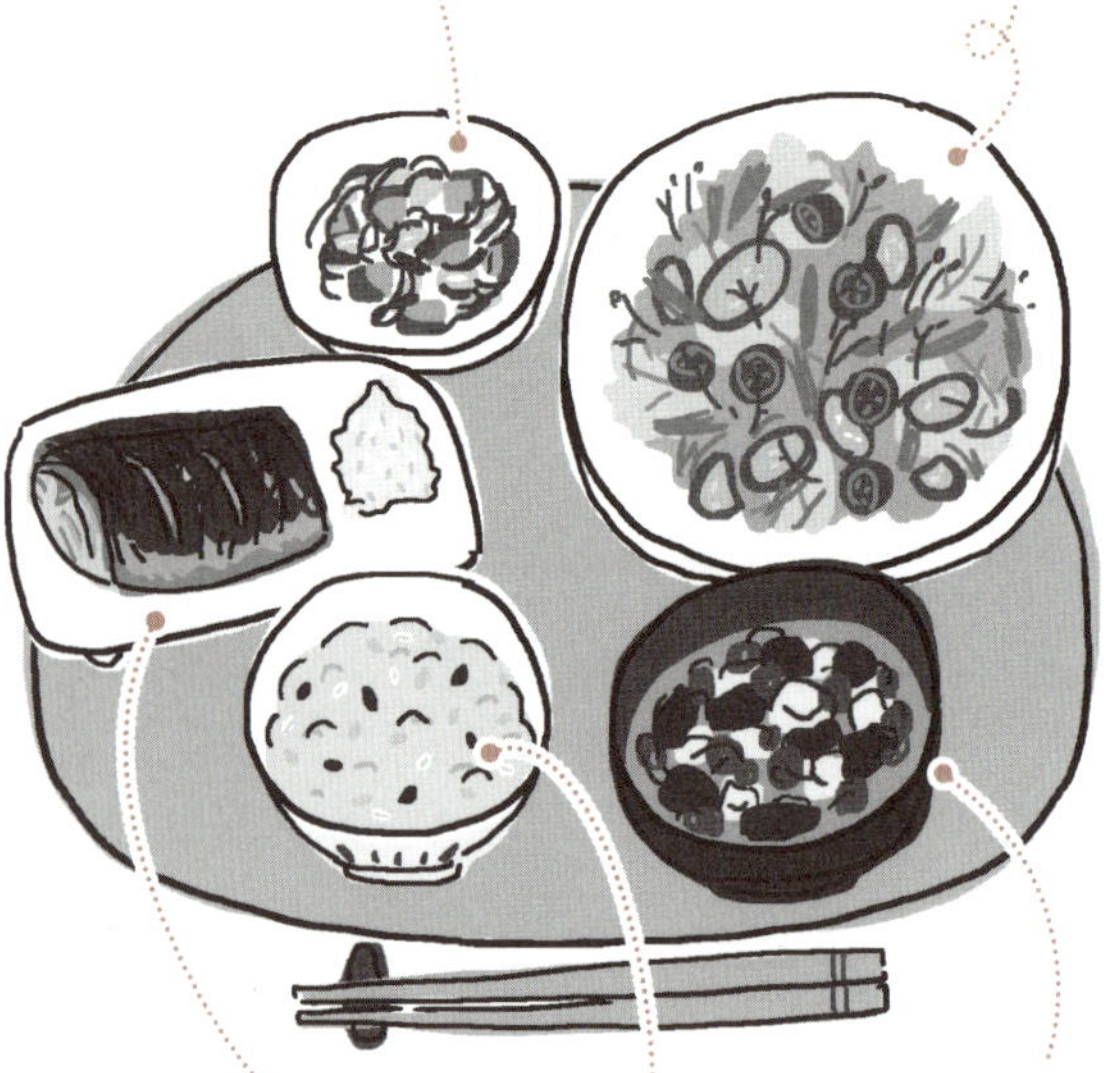

汁もの
具だくさんみそ汁(豆腐・きのこ・わかめ)/みそ汁はコレステロールを抑える効果大

主食
雑穀入りごはん/雑穀入りは食物繊維たっぷり

主菜
さばの塩焼き大根おろし添え/さばはたんぱく質の多い青背魚の代表。大根おろしは消化酵素とデトックス効果

【応用編　洋定食スタイル】

外食時、ピザやパスタなど単品メニューになりがちな洋食。サラダを別注文したい

メインおかず

豆乳のおかずスープ（豆乳・さけ・きのこ・いろいろ野菜）／具だくさんスープをおかずに。ハンバーグやポークソテーなどの場合は、ミネストローネやコンソメスープなどを足したい

デザート

キウイ入りヨーグルト／腸の善玉菌を増やすヨーグルトはおすすめ

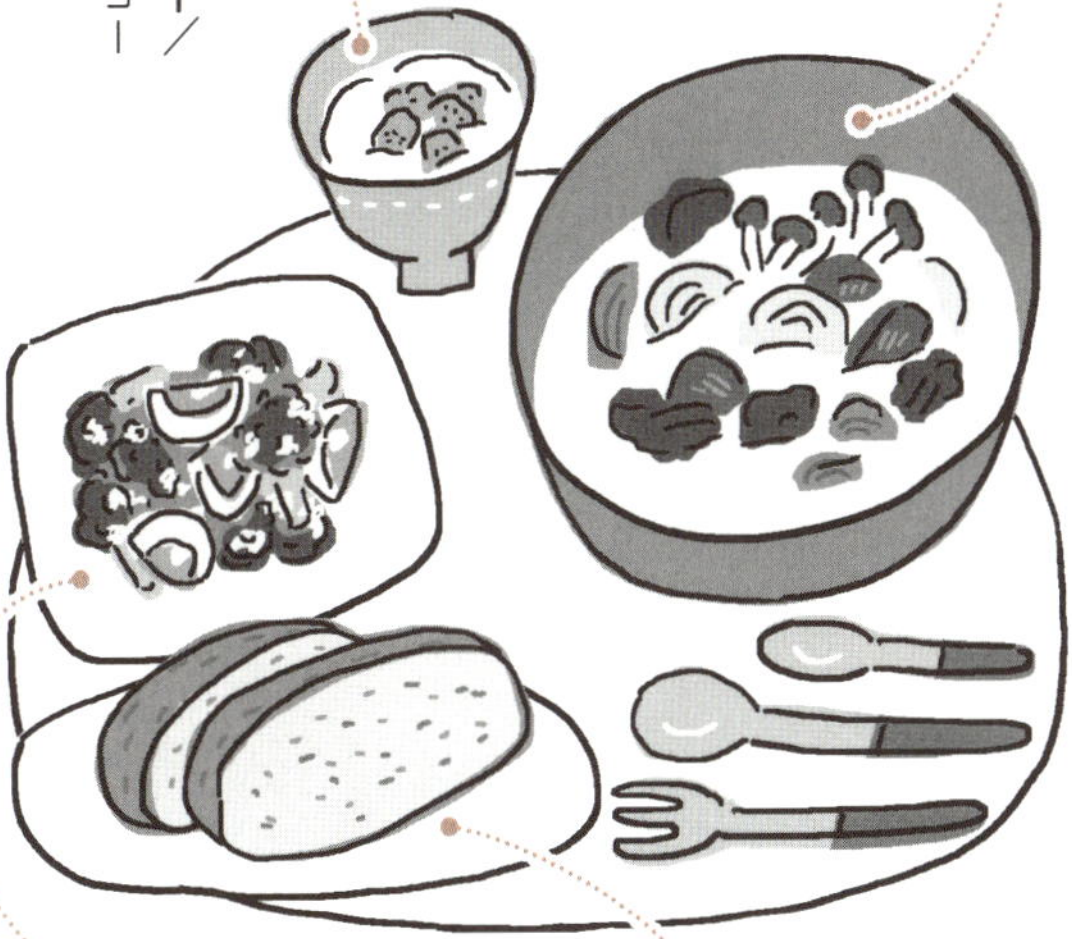

主食

ライ麦パン／パン食なら食物繊維の多い茶色いパン（ライ麦、全粒粉など）

副菜

ゆで卵とブロッコリーのサラダ／食べごたえあるサラダで満腹に

ミッション

4

定食の献立は主役の「たんぱく質おかず」から

定食スタイルの食事がいいとはいえ、「朝から肉や魚を調理するなんて無理！」とか、「昼食は、手っとり早く会社の近くのコンビニで調達している」という方もいますよね。そこで、ここからは、どんなシチュエーションでも応用できる献立の組み立て方の基本をお伝えします。（ミッション8まで）

まずは、メインとなるたんぱく質おかずを決定しましょう。おかずの代表は肉、魚ですが、四六時中、おかずを何にするか考えているのもストレスです。そこで私は、**缶詰やコンビニ食品もどんどん使う**ようにしています。忙しいとき、気分がのらないとき、手抜きをしながら、でも定食スタイルは守るようにしてください。

メインおかずを決める

【たんぱく質は手のひら1枚分】

献立のなかでいちばん大事なのがたんぱく質。メインおかずとして、毎食、手のひら1枚分の量のたんぱく質を食べるように意識

【とりたい基本のたんぱく質食材】

- **肉・魚・魚介類・卵、豆腐や大豆加工品（納豆）、乳製品（チーズ、ヨーグルト）**

【朝、昼、晩のおすすめたんぱく質】

- **朝ごはんは手早く……**納豆（1日1パック）、卵（1日1個）、ヨーグルト（1日100g）
- **昼ごはんはしっかりと……**鶏肉、豚肉、牛肉
- **夜はさっぱりと……**焼き魚、刺し身、豆腐

【 時短に！ いざというときに！ おすすめ食材 】

●**冷凍食品**……私のおすすめは、むきあさりとむきえび。下処理がすんでいるので、解凍すればすぐに調理に使えて便利。パラパラひき肉もおすすめ

●**缶詰**……さば缶、ツナ缶、さけ缶など、魚料理には栄養豊富で良質な油もとれる缶詰がおすすめ。脂質の少ない水煮缶を選ぶのがポイント

●**そのまま食べられる食品、コンビニ食材**……豆腐、納豆、サラダチキン、ミックスビーンズ、ゆで大豆、ゆで卵、温泉卵、生卵などは、比較的日持ちするうえ、コンビニでも手に入りやすい。とじこみ付録③「ずぼら瞬食4行レシピ」では、サラダチキンを使ったレシピも紹介

【 サブ食材として 】

●**チーズ、ヨーグルト、牛乳などの乳製品**……料理に加えるのもおすすめ。チーズは25g、ヨーグルトは100gが1日の摂取目安。とくにギリシャヨーグルト（製品にもよる）は、1食分で約卵1個分以上のたんぱく質がとれる

●**豆乳**……脂質の多い牛乳の代わりに。イソフラボンで内臓脂肪を防ぐ

＊ここで紹介しているたんぱく質食材は、必要なアミノ酸をバランスよく含んでいる「アミノ酸スコア100」または100に近いおすすめ食品

また、効果的な食べる順番があります。最初に食べたいのは、たんぱく質おかずから。次に野菜の入った副菜。最後が主食の炭水化物です。炭水化物から先に食べると、血糖値が上昇しやすいので気をつけてください。

ミッション
Petit complete

肉、魚などを手のひら1枚分。缶詰やコンビニ食品も利用してOK

ミッション
5

リバウンド続きの人は やわらかい食材からスタート

メインのおかずに、たんぱく質をしっかりと。そうはいっても、今まで糖質過多な食事をとっていたり、食べないダイエットを続けてリバウンドしたりしてきた人は、消化力が鈍っていることが多いもの。手のひら1枚分のたんぱく質を食べることさえ、体に負担に感じることがあります。

無理に食べようとすると消化不良を起こすことがあるので、体が受けつけにくいと感じたときは、消化力をトレーニングするつもりでやわらかいたんぱく質食材からスタートしていきましょう。

● 最初は豆乳やヨーグルトから

● 慣れたら豆腐や納豆に
● 徐々に肉や魚を食べていく

このようにやわらかいものから固形物へとシフトしていきます。肉もステーキ肉など消化に時間がかかるものより、ミンチされたひき肉のほうが、消化吸収が早いです。あとは、胃の負担を減らすためによく噛んでから飲み込むことも大事です。

ミッション
Petit complete

消化力が弱った体には、まずは豆乳やヨーグルトなどで胃腸の回復期をもうける

ミッション

6

野菜・海藻類のビタミン、ミネラルはつけ合わせに

献立の中心となるおかずが決まったら、つけ合わせを考えましょう。こちらは、野菜や海藻類を中心に。**野菜や海藻は基本的に低カロリーなので、量を制限せずに食べて問題ありません。**野菜や海藻類をさまざまな種類、たくさん食べてほしいのには理由があります。それは、46種類あるビタミン・ミネラルを、どれかが不足することなくまんべんなくとれるからです。

- 野菜1日の目安▼**生なら両手3杯分（350g）。1食では両手1杯分を目安に**
- 海藻類の1日の目安▼**ひとつかみ**
- メインのたんぱく質＋野菜や海藻の組み合わせ▼**代謝が促進**

食物繊維の摂取▼腸内環境がよくなる

ビタミンやミネラルの種類を覚える必要はありません。たとえばメインの肉にはブロッコリーとにんじんと玉ねぎをつけ合わせる、副菜のサラダにはスプラウトとパプリカとトマト、みそ汁にはわかめを入れる、といったように、いろいろな種類のものを1食でとれば大丈夫。とはいえ、ダイエットと関連の深いビタミンB群は、体内でたんぱく質、脂肪や糖を燃やすときの着火剤となるので、積極的に献立に入れましょう。なお、ビタミンは水分に溶けやすく体外に流れやすいので、毎食とるように心がけてください。

積極的にとりたいビタミンB群

【ビタミンB6】

たんぱく質の代謝をサポート。たんぱく質とセットでとりたい

- **ブロッコリー、トマト、赤パプリカ、にんにく**

● 玄米
● ごま、ナッツ類
● バナナ
● 鶏むね肉、さば・さんま・かつお・まぐろなど青背の魚（たんぱく質食材）

【ビタミンB１】

糖質の代謝を促す。不足するとイライラして過食を招くことがあるので、糖質の多い白米や菓子パン、うどんなどを好む人は、とくに意識してとりたい

● 豚肉、魚介類、豆類、大豆製品、乳製品などのたんぱく質食材……たんぱく質をとっていれば、ビタミンB１も自然にとれる
● 玄米、雑穀米、ライ麦パン
● ごま、ナッツ類

【ビタミンB２】

脂質の代謝を促す。細胞の再生にも役立つので、「発育のビタミン」ともいわれる。外

食などで脂質の多い食事をとりがちな人は、積極的にとりたい

- 納豆、卵
- さば・さんまなど青背の魚、白さけ
- レバー
- わかめ、のりなど海藻類
- チーズ、ヨーグルトなどの乳製品
- ごま、アーモンド

ミッション
Petit complete

野菜や海藻類は、サラダや小鉢でにぎやかに。ビタミンB群摂取でダイエット効果アップ

ミッション
7

汁ものは1日2杯を目安に。具だくさんが◎

定食スタイルに欠かせないのが、みそ汁やスープなどの汁もの。私は、1日2杯を目安に、と指導しています（毎食汁ものを飲みたい人は、1日3杯飲んでも、もちろんOKです）。

汁ものは、野菜などから溶け出した**水溶性のビタミンを余すことなくとれる**というメリットがあります。**温かいスープをとると、胃がポカポカと温まって膨らんで、わかりやすく満腹感が得られる**のも嬉しいですよね。

オートミールやもち麦なども入れて、具だくさんのおかずスープにすれば、1食でおかず（主菜）にもごはん（主食）にもなって、ずぼらさんには大助かり。冷蔵庫の食材をポンポン入れて煮るだけなので、手間いらずなのも嬉しいですね。さらに、たんぱく質が手軽にとれるので代謝爆上げ、野菜をたっぷりとれば便秘改善、温活で冷え解消……などいいこと尽くめです。

ちなみに私のお気に入り汁ものは「塩麹スープ」。みそ汁に飽きて、コンソメスープみたいに洋風なものを合わせたいときによく作ります。味付けは塩麹とクレイジーソルト。あとは、具だくさんのミネストローネもよく作ります。スーパーに買い物に行く前に野菜室を空っぽにしてしまいたい、というときに残り野菜を全部入れるんです。

多めに作り、豆乳やレモン、カレー粉を足しながら〝味変〟するのもおすすめです。

ミッション
Petit complete

満腹感が得やすいスープで食欲をコントロール。体も温まって即効やせを期待

ミッション

8

ごはんやパンはこぶし1個分。白より茶色を選ぶ

主食（＝ごはんやパン、麺など糖質を多く含むもの）は、エネルギーのもととなる大事な栄養素。**ダイエットしたいからと、主食を抜く糖質制限はおすすめしません。**一生無理なく続けるためには、きちんと主食もとったほうがいいのです。

主食（糖質）の量の目安は、握りこぶし1個分（ごはんなら80～120g程度。ごはん茶碗に軽く1杯）。この量なら、1日3食を食べても太らないので、しっかり食べてください。逆に大盛りのごはんでないと満腹感が得られない人は、おかずを増やしましょう。

みなさんは、**「白い食べ物は死んでいる」**というのを聞いたことありますか？

これはどういうことかというと、お米なら玄米や雑穀米、パンなら全粒粉パンやライ麦

パンといった茶色いパン、シリアルならオートミール、麺類なら十割そばや全粒粉麺、豆100%麺など、加工度の低い精製されていないものがおすすめということ。白米や白いパンなどは、精製の過程でビタミン・ミネラルや食物繊維が取り除かれてしまうので、栄養価が下がりダイエット向きではないのです。とくにふわふわの白い食パンやバターたっぷりのクロワッサンなどは、糖質や脂質がたっぷり。血糖値がグンと上がって脂肪になりやすいので食べ過ぎに気をつけて。

精製されていない穀物には、糖質を燃やすビタミンB1が含まれています。ひとつの食材に、エネルギー源とそれを燃やすビタミンとがセットになっているのです！

ミッション
Petit complete

ふわふわ食パンより全粒粉パン、白米より玄米や雑穀米。量が足りないときは、おかずを増やす

食事改善に細かいルールはなし。味付けや調味料選びのコツはある

ダイエットで何よりも避けたいのが、途中で挫折してリバウンドしてしまうこと。だから、「あれはダメ」「これもダメ」と厳しいルールで、自分をがんじがらめにするのはよくありません。**ストレスはダイエットに大敵。**むやみにプレッシャーをかけるのではなく、「自分の体が喜ぶものを食べていこう」という「瞬食マインド」で続けていきましょう。

料理の味付けや調味料の使い方についても、知れば知るほど、太りにくくやせやすい体を目指せるようになります。調味料も、購入するときに無添加を選ぶようになったり、意外に自分で簡単に作れてしまうものもあったりします。**ひとつ実践できたら、その分やせる。**

1段1段、ダイエットという階段を上がっていく感じといえばよいでしょうか。

階段のゴールは、あなたがダイエットを始めるときに描いた「やせたら、なりたい自分」

「やせたら、やってみたいこと」です。ゴールに達したとき、自分の家の冷蔵庫や食品庫を見てみてください。絶対、ダイエットをする前の、昔の冷蔵庫や食品庫とは入っているものが違っているはずです。

それでは、ミッション9からは、家に置いておきたい調味料と正していきたいあなたの味覚についてお話ししていきます。体によくて、代謝アップを加速させる「瞬食習慣」のヒントばかりですから、ぜひ参考にしてください。

ミッション 9

味付けはシンプルに。2週間で味覚は変わる

太っている人は、濃い味付けや油っこいものを好む傾向があります。また、食後に甘いものを食べる習慣のある人は、たとえ満腹でも甘いものを求めてしまいます。

1日3食食べているのに体重が減らない……という場合は、調味料で過剰な糖分や油脂分をとりすぎている可能性があります。**調味料を見直したり、薬味やスパイスを加えたりして、食材がもつ力を引き出し、味覚をリセットする必要があります。**濃い味から薄味へ。舌の味覚を感じる細胞は約2週間で生まれ変わるといわれています。

やせる味覚を実現する調味料

- **シンプルな「やせ調味料」**……天然塩、しょうゆ、酢、みそ、本みりん、塩麹など
- **出汁**……昆布、かつお節、干ししいたけ、煮干しなどでしっかり出汁をとる
出汁パックやインスタントもOK（添加物の少ない、シンプルな原材料のものを）
- **薬味、スパイス**……ねぎ、しそ、みょうが、レモン、すだち、わさび、ごま、塩昆布、もみのり、干しえび、梅干しなど。カレー粉、ハーブなどもおすすめ

Petit complete《ミッション》

やせ調味料、出汁、薬味、スパイスで食材本来の味を引き出し、薄味に！

ミッション
10

ケチャップなど濃い味の調味料はなるべく避け、代用品で

ケチャップ、ソース、マヨネーズなどは、味が濃くて、甘みや脂質が気になる調味料です。私はできるだけ使わずに、「やせ調味料」などですますようにしています。

たとえばケチャップなら100％トマトピューレで応用してみたり（甘みはエリスリトールやはちみつなど、別の食材を足しています）。マヨネーズは、なんと豆乳マヨネーズを使っています。材料は、オリーブオイル（大さじ5）、豆乳・リンゴ酢（各大さじ1）、天然塩ふたつまみを入れてボトルのなかでシェイクするだけ。また、みそマヨネーズ（みそ大さじ1、ヨーグルト大さじ2を混ぜるだけ）もよく作ります。これらのマヨネーズに出合ってから、市販のマヨネーズを使わなくなりました。

ソースなどは隠し味に使う場合もあるので、そんなときは、量に気をつけています。カロリーハーフ、塩分カットなどと書いてあるものは一見ヘルシーそうに見えますが、栄養表示を見ると通常のものより糖質量が多かったりするものもあるので気をつけてください。

いずれにしろ、**原材料がなるべくシンプルなものがおすすめ**なので、商品の裏側にある食品表示をよく見て、何が入っているか確認するクセをつけましょう（往々にしてそういったものは少々お高めです。質のよいものを大切に使えば、使い過ぎも抑えられます）。

ミッション
Petit complete

ケチャップは100%トマトピューレで、マヨネーズは豆乳マヨネーズで代用。市販のものなら量と質に注意する

ミッション
11
めんつゆ、ドレッシング、甘い調味料に気をつけて

甘い調味料には、糖質が意外なほど含まれています。なかでも**避けたいのが、「果糖ブドウ糖液糖」が含まれているもの。**液体状で体に吸収されやすく、急激に血糖値が上がりやすいという特徴があります。めんつゆ、ドレッシング、寿司酢、ポン酢、焼き肉のたれなど、いろいろなものに含まれています。とくに、**ノンオイルドレッシングは油分を減らす代わりに甘味料や添加物を加えていることが多いので要注意。**

私は、サラダにはドレッシングは使わず、シンプルにアマニ油やオリーブオイル、塩を回しかけるだけ。たまにレモンやりんご酢を足して楽しみます。めんつゆも1分で手作り（しょうゆ・本みりん各50ml、顆粒だし5gをレンチン600w1分で完成）。ポン酢も、しょうゆと出汁に柑橘類をしぼるだけ！　購入する場合は無添加を選んでいます。

白砂糖もなるべく避けたい調味料のひとつ。代わりに煮切りみりん（本みりん1カップを3～4分煮てアルコールを飛ばすだけ）を使えば、血糖値の上昇をゆるやかにできます。「カロリーゼロ」「血糖値を上げない」などと表記された合成甘味料は、使い過ぎに注意。甘みの強いタイプの甘味料（砂糖の○倍の甘さ、などと表記）を使うと、いつまでも甘いものの依存から抜け出せません。私は、甘すぎない天然由来の合成甘味料「エリスリトール」を愛用しています（ネットで購入できます）。最近、スーパーではラカント（低GI食品ですが）が売られていますが、砂糖の300倍甘みがあるので量には気をつけてください。

ミッション
Petit complete

市販の甘い調味料より
シンプルな調味料。
「果糖ブドウ糖液糖」に注意する

ミッション
12

やせる油、太る油。良質な油はダイエットの味方

高カロリーな油はダイエットの大敵。でも、**質のよい油はホルモンの材料になったり、代謝を高めたり、肌や腸を守ったりと、体によい効果がたくさんあります。**やせる油をとることで、細胞の機能や代謝がアップするので、ダイエットにも油は必要です。

やせる油

【積極的にとりたい油】

●アマニ油・エゴマ油……〝オメガ3〟と呼ばれる種類の油。細胞を守って体の老化

を防ぐ効果がある。熱に弱いので生食で。魚を食べない日はとくに積極的にとりたい。目安は1日ティースプーン1〜2杯。サラダなどにかけるほか、冷奴、納豆にかけても相性がいい

●**オリーブオイル**……〝オメガ9〟と呼ばれる種類の油でオレイン酸を豊富に含む。悪玉コレステロールを減らして中性脂肪の吸収を抑える働きも。熱にも強いので炒め物など加熱調理にもおすすめ。エクストラバージンオイルがよい

●**魚に含まれる油脂**……〝オメガ3〟と呼ばれる種類の油脂。さば、いわしなど青背の魚に多く含まれる。しかもビタミンB2、B6も含まれるので、脂肪を燃やし代謝を高める効果も。さば缶は、栄養が溶け出している汁ごと食べたい

【あると便利な油】

●**こめ油**……味にクセがなく、加熱にも強い油。オリーブオイルだとクセを感じてしまうような和食料理のときによい。サラダ油の代用に

●**ごま油**……風味豊かでおいしいので料理のアクセントに。加熱すると風味が飛ぶので、最後にかけるとおいしい。「純正」と書かれた100%ごま油を選ぶこと

一方、太る油をとっていると、体内で細胞膜が硬くなり、老廃物が溜まり、栄養も巡りにくくなるので、代謝が低下してしまいます。避けたい油とは、一体どういう油か挙げてみました。

避けたい、太る油

- **揚げてから時間のたった油**……総菜コーナーなどで売られている揚げものは、時間の経過とともに油が酸化していく。どんな油を使っているかわからないのもデメリット。揚げものを食べたいときは、自宅で調理したものか、揚げたてのものを提供してくれる店のものにする
- **トランス脂肪酸を含む油（マーガリン、ショートニングなど）**……健康によくない油脂として海外で含有濃度の上限値などが規制されている。最近は、日本でも「トランス脂肪酸フリー」（トランス脂肪酸を含まない）のものが増えているので、購入すると

きは表記をチェックしたい。ショートニングが使われている市販のお菓子やパンなどは避けたほうが無難

ミッション
Petit complete

やせる油スプーン1～2杯で
細胞機能がアップし、
さらには代謝もアップする

「スーパーで何をカゴに入れる？ダイエットは買い物から始まっている」

私たちの体は、食べたものでできています。つまりは、買い物カゴに入れた食べ物や、冷蔵庫や食品庫に保存している食べ物は、未来のあなたやあなたの家族の体になります。

たとえばポテトチップスのビッグサイズが割り引きされていたとしましょう。

「小さい袋よりもお得。ダイエット中だけど、ご褒美として少しずつ食べれば大丈夫」

そんな思考パターンになりがちな人は気をつけてくださいね。少しずつ食べたとしても、その大袋の中身は確実にあなたの体へと入ってくるのです。**そもそも、家に大袋のポテトチップスが置いてなければ〝一気に食べ過ぎないように気をつける〟といった努力も不要で、ムダなストレスを抱え込まなくてすみます。**

太るようなものは家に持ち込まない。そんなマインドで過ごしたいですね。それでは、わが家（松田家）が、ふだんスーパーでどんなものを買って、どんなふうに食べているか実例を紹介しましょう。とじこみ付録④にも、「やせる冷蔵庫の中身」を載せているので参考にしてくださいね。

買い物は週2回。
冷蔵庫を空っぽにしてから出かける

わが家は、男の子ふたりと夫婦の4人家族。育ち盛りの男の子なので、2週間でだいたいお米5kgを食べ切ってしまうほど食欲旺盛です。子どもたちは、昼は学校で給食がありますが、それ以外の食事はすべて私が準備しています。

冷蔵庫がすっからかんになるタイミングで、買い物に行きます。だいたい週に2回のサイクルです。冷蔵庫は生鮮食品を入れておく場所で、長期で保存するところではないと思っているので、なるべく使い切ることを心がけています。空っぽだと、布巾でサッとふくだけで庫内を清潔に保てるのもいいところです。

スーパーではカートがいっぱいになる量の買い物をしますが、所要時間は10分間くらい、とても早いんです。なぜなら、生鮮食品しか買わないから。

ご存じですか？　**生鮮食品って、店内のいちばん外側をぐるっと1周するように配置**されているんです。大きなショッピングセンターでも、小さなスーパーでもたいてい同じで、**内側の島になっている部分には加工食品が置かれています。**私が買うのは生鮮食品だけ。外側1周するだけなら、驚くほどスピーディに買い物ができて、あっという間です。

3〜4日分まとめて作りおき。サラダは大量に作って冷蔵庫にストック

平日はほぼフルタイムで働いているので、買い物をした日か翌日にまとめて料理をします。だいたい1時間半くらいで10〜12品作りますが、どうしても時間が取れないときや、仕事でカメラを回しながらお料理を作る場合は4品くらいのときもあります。

料理は決して得意ではないんです。でも料理する時間は、私にとってはヒーリングタイム。**今、自分に起こっていることだけに集中する「マインドフルネス」という瞑想法があります**が、**料理はまさに目の前のことだけに集中できる時間ですよね。**難しいことを何も

考えなくてよくて、どんどん料理ができあがっていくから達成感もあります。

まず、**絶対に欠かさず常備しているのが「サラダストック」です。**レタス、トマト、ブロッコリースプラウト、ベビーリーフなどの葉物野菜を切ったりちぎったりして、大きなコンテナに入れて冷蔵庫へ。いつでも取り出して食べられるようにしています。朝も晩も食べます。最近よく売っている、水切り機能が付いた二重構造の保存用コンテナは、野菜を長持ちさせるのでとても便利です（171ページ参照）。

そしてお料理は、重ねられるタイプの耐熱ガラスの容器に入れています。レンジで温められるし、収納しやすいので大量にもっています。

作りおきするのは主に副菜です。たとえば「にんじんサラダ」（とじこみ付録③「ずぼら瞬食4行レシピ」参照）とか、「小松菜をレンジでチンしてツナとポン酢であえたもの」とか。みそ汁も、朝夜分まとめて鍋に作っています。

ここまでしておくと、あとはメインの肉や魚を焼くだけ。まったく苦ではなく続けられます。しかも、冷蔵庫にずらっと並んだ常備菜が、1日、2日……と減っていって最後に全部食べ切ってしまうのも、達成感があります。

買うものが決まっていればウロウロしない。週に2回の買い物リスト

週に2回、スーパーで買うものを一覧にしてみました。生鮮食品だけなので、これだけ買っても所要時間は10分です。余計なものを買うこともありません。

スーパーでの買い物リスト

【必ず買うもの】

- **サラダ用の野菜**……トマト（悪玉コレステロールを抑制）、レタス、ブロッコリースプラウト、ベビーリーフなど。サラダストックとして冷蔵庫に
- **その他の野菜**……欠かさず買うのはブロッコリー、大根・にんじん・さつまいもなどの根菜類、家族の好物のきゅうり。その他は旬のものを彩りよく購入

- **フルーツ**……旬のものを2～3種類購入
- **きのこ類**……2～3種類
- **豆類**…袋入りのミックスビーンズ
- **肉**……2～3種類購入。そのときどきで食べたいものを買うが、飽きがこないように鶏・豚・牛3種類買うことが多い。脂身があまりにも多いものは避けている
- **魚**……2～3種類購入。1種類は刺し身でその日のうちに食べて、その他2種類を調理することが多い。前の週にさけとさばを食べたなら、今回はさんまとぶりといった感じで、なるべく違う種類のものを買うように意識している
- **卵**……弁当や朝ごはん用に、味付きゆで卵にして作りおき（とじこみ付録③に「みそ漬けゆで卵」のレシピを載せています）
- **豆腐、納豆、豆乳**……朝は納豆が必須。豆乳は自分用と料理用。豆腐は満腹感が◎
- **もずく、めかぶなどの海藻類**……付属の味付きしょうゆは使わない
- **ギリシャヨーグルト、牛乳**……たんぱく質が効率よくとれるのでギリシャヨーグルトは毎朝食べている。牛乳は成長期の子どもたち用（私は豆乳にしています）

【 欠かさないように買い足すもの 】

- **薬味**……しょうが（消化力UP）、にんにく、ねぎ、レモンは常備。チューブ、瓶詰も可
- **キムチ**……そのまま食べたり、納豆と混ぜたり
- **塩麹**……冷蔵タイプの無添加塩麹をこまめに買い足している
- **ナッツ類**……間食用に。アーモンドがおすすめ
- **パン（全粒粉パンもしくはフランスパン）**……朝食は、パンかごはんか、どちらがいいか当日の気分で選ぶ（おかずは共通）。納豆はパンにのせて食べている

レジに向かう頃には、カゴは野菜でパンパンです。でも、レジの列に並んでまわりの人のカゴを見ると、パンやお菓子でいっぱいのカゴ、野菜がほとんど入っていないカゴ……、といろいろな個性があることに気づきます。

カゴの中身は未来の自分を映す鏡。カゴに入れたものでしか体は作られない。

「カゴは自分だ」という意識をもつと、買い物カゴの中身も変わってくるはずですよ。

保存食品や重いものは通販で。時短になるし、選択肢も増える

スーパーでは生鮮食品だけを買うので、それ以外の保存食品は通販で取り寄せています。お米などは通販のほうがいろいろな種類から選べるので、楽しく買い物できます。

通販の買い物リスト

【まとめ買いしているもの】

- 白米、雑穀米、オートミール
- 黒豆茶……血糖値の上昇を抑える効果があるので箱買い
- トマト缶・さば缶・さけ缶……箱買いしている
- 調味料（しょうゆ、みそ、オイル、塩、酢、片栗粉、カレー粉など）……ミネラル豊富な

りんご酢はダイエット効果が高いのでよく使っている

- **グラスフェッドバター（牧草のみ食べている牛のバター）、エリスリトール（天然の甘味料）**……近所のスーパーにはないので通販で
- **乾燥わかめ、のり、ごまなど**
- **冷凍食品**……冷凍野菜（冷凍ブロッコリーをレンチンしたものが子どもの好物なので）、冷凍フルーツ（ベリー類など）、魚介類（むきえび、むきあさり、シーフードミックスなど）、パラパラに凍結されているひき肉、こまぎれ肉、鶏ささみなど。冷凍食品は通販、業務スーパー、コストコのように冷凍食品に強いスーパーで買うこともあり

冷蔵庫が余分なものでパンパンなのはダメ。ずぼらさんこそ、スッキリさせるべき

冷蔵庫を空っぽにしてからスーパーへ買い物に行くのが私のルーティンですが、空っぽというのは、文字どおり本当に〝すっからかん〟の状態のこと。わが家の冷蔵庫には、い

つ開封したのか定かではない焼き肉のタレやエスニック調味料とか、いただきものの瓶詰や佃煮といった類のものは一切ありません。冷蔵庫には、数日で食べ切る生鮮食品〝だけ〟を入れているからです（冷凍庫には若干、保管用の食材も入っていますが……でも1か月以内には食べ切っています）。

インスタグラムやユーチューブでわが家の冷蔵庫のなかをお見せする動画を配信したことがあるのですが、あまりにもスッキリと片付いているせいか「もっとずぼらな冷蔵庫が見たい」と視聴者さんからいわれてしまうほど（笑）。

でも、ずぼらさんこそ、冷蔵庫はスカスカのほうがいいんです！　扉を開けてパッと見ただけで今あるものとないものとが一目瞭然だから、ものを探す手間がありません。スーパーに行ったときに「きゅうりってまだあったっけ……？」などと迷ったり、ダブって買って食材をムダにするようなことがなくなります。そして何より、週に2回は空っぽにしているので（空っぽにしてからスーパーへ）、そのときにサッとふけば、ピカピカの庫内を保てるんです。ものがぎっしりと詰まった冷蔵庫だと、庫内を掃除するのってひと仕事ですよね。**スカスカだからこそ、ずぼらでもキレイが保てるんです。**

不思議なことに、冷蔵庫がスッキリするとと体もスッキリしてくるんです。もっといえば、**冷蔵庫がスッキリしてくると、キッチンとか部屋とか広いエリアにも相乗効果が現れて、スッキリと片付いた部屋に変わってくるんです。**私自身がそうでしたし、ダイエットに成功した会員さんからも同じ体験談をよく聞きます。

今までの章で、ストレスはダイエットの敵だと繰り返し解説してきました。冷蔵庫のなかがごちゃごちゃとしていて機能的でなく見た目にもよくない状態って、たとえそんな自覚はなくても、それで日々ストレスを感じてイヤな思いをしているんです。だから、思い切って一度、冷蔵庫の大掃除をしてみてください。

いらないものを一掃すると、本当に爽快です。今まで無自覚のうちに苛《さいな》まれていたストレスが消えて、心が晴れやかになります。部屋やクローゼットにくらべたら、冷蔵庫なんて小さなスペース。思い立ったらすぐに掃除できて成果も出ます。とてもタイムパフォーマンスのよいストレス解消法です。

Check

【 冷蔵庫のいらないもの 】

- □ 人からいただいたまま食べるかどうかわからないもの
- □ 全然使っていないもの
- □ いつからあるかわからないもの
- □ 使いかけのまま放置されているもの
- □ 賞味期限が切れているもの
- □ そもそも何に使うかわからないもの
- □ いつか使えそうだけれど使うチャンスのないもの（付属のからし、しょうゆなど）

＊とじこみ付録④の「やせる冷蔵庫の中身」も併せて読んでください

食べ盛りの子どもには プラス1品で対応

「食べ盛りの子どもがいるから、なかなかダイエットできない」。もしそんなふうに思っているなら、そのネガティブマインドを切り替えてください。

体のもととなるたんぱく質がたっぷりで、ビタミンもミネラルも食物繊維もとれるバランスのとれた食事は、子どもの成長にもいいに決まっています。親が健康的な食事をしていたら、自然と子どもも健康になります。あなたのためのダイエットは家族のためにもなるのです。

ただ、体重を減らしていきたいあなたと、成長期の子どもとでは、食べる量に差があります。また、**子どもは唐揚げやハンバーグなどのおかずを好みます。だから、追加で1品、子どものためにおかずを足してあげましょう。**ダイエットの観点からいうと、調理方法のおすすめは、生のまま、蒸す、焼く、煮る、揚げる、の順になります。

ちなみに揚げものをするときは、オートミールをフードプロセッサーで砕くとヘルシーでおいしい衣になります。毎回作るのは大変なので、ある程度まとめて作ってストックしておくと便利です。

オートミールはヨーグルトと混ぜてしっとりさせてからフライパンで焼けばパンのようになるし、ふやかしたものをバナナと混ぜてレンチンすればケーキのようになるし、残りもののスープに加えればおじやのようになるしと、アレンジが多彩にできる食材です。

おやつは15時がベスト。わが家の間食はさつまいも、おにぎり

ダイエットに間食やおやつは禁物? 答えは「食べる内容によってはOK」です。

食事と食事との間が6時間以上開かないほうがいいので、お昼を12時に食べたのだとしたら、夕食は18時までにすませると、空腹感に襲われにくく、エネルギーが枯渇して筋肉が分解されるのを防ぎます。とはいえ、理想どおりにはいかないもの。わが家でも、長男は学校を終えたらスポーツクラブへ通うのが日課で、18時までには夕食を食べられません。

そのため、クラブへ向かう車内で間食をさせたりしています。

間食の定番は、さつまいもとおにぎり。ひとつずつラップに包んで冷凍保存して、欲しいときに欲しい数食べられるようにしています。さつまいもは、糖質のなかでも食物繊維が豊富で血糖値が急上昇しにくく、甘みもあるのでおやつ代わりに。成長期で運動量も多い長男には、厚めに切ってレンチンしたさつまいも1切れと、おにぎり1個を補食としています。子どもたちは、正しい味覚が備わっているのかいつもおいしく平らげてくれます。

一方、私自身は、朝食でおかず、サラダ、汁もの……と順に食べていくと、満腹で主食まで行きつかないことがあります。そんなときは、ごはんをラップに包んでおにぎりとし(またはパン)、10時頃に間食として食べます。さらに、昼は12時で、夕食は20時以降になってしまう日は、おにぎりを18時までに食べることもあります。

甘いものをおやつとして食べる場合は、午後3時頃がベスト。朝起きてから8時間くらいの時間帯は、脂肪を溜め込む働きが弱くなるといわれています。

もったいない、という考えは捨てる。あなたの胃袋はゴミ箱じゃない

子どもの食べ残しを、もったいないからと食後に食べていませんか？　食べ物をムダにするのはいけないこと、という倫理観はわかります。それが日本人の美徳でもあるでしょう。でも、**あなたの胃袋はゴミ箱ではないのです。必要のないものを、無理に食べることはやめましょう。もったいない、と食べたものがそのまま身になってしまうのですから。**

わが家では、子どもの食が進まないときは、「いらないなら、もう下げるよ」と声をかけ、片付けてしまいます。もったいないほど残っているのなら、ラップをかけて冷蔵庫へ。次の食事で食べればいいのです。

食事は、体に十分な栄養を与えて自分を心地よい状態へと整えるためのもの。もったいないからと無理をして、その結果太ってしまったら、元も子もありません。

公開！

松田家のごはん 朝・昼・晩

私は在宅ワークが多いので、家で3食とっています。スーパーに行くのは週に約2回。買った日かその翌日におかずを作りおきするので、食事ごとの調理時間は早くて5分、遅くても15分。とにかく面倒くさがりなので、いかに余計な手間をかけずに調理から片付けまで終えられるか、〝ずぼら〟を徹底追求（笑）。もちろんカロリー計算もしないのですが、この企画のためにざっと計算してみたら、1日約1500カロリーでした

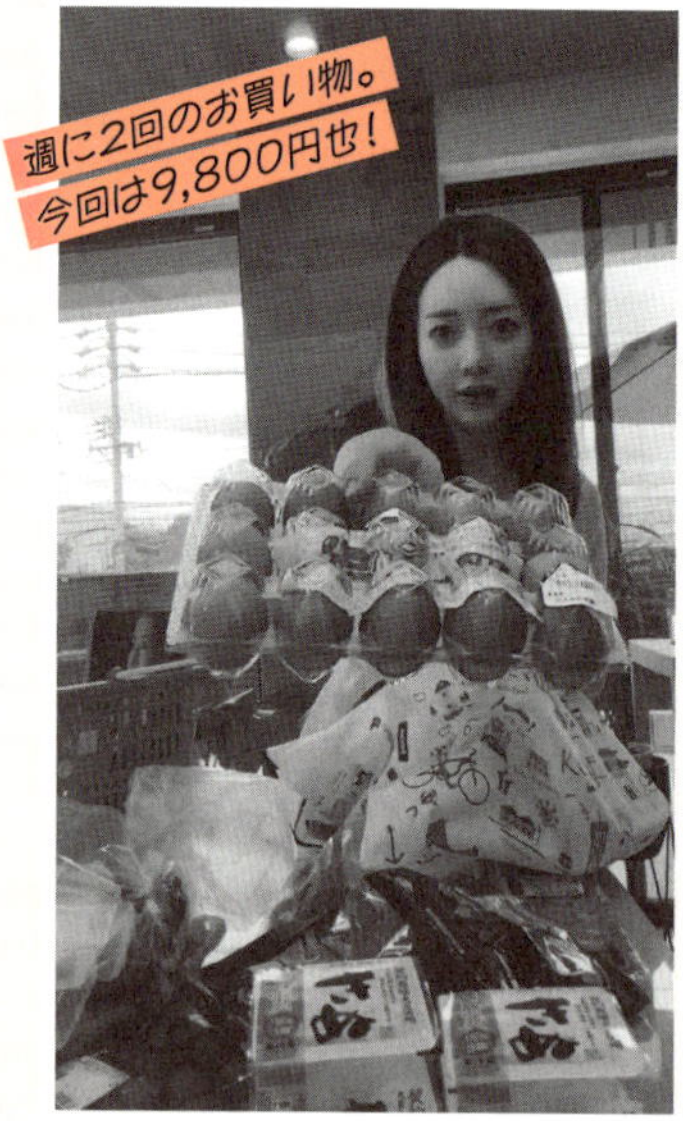
週に2回のお買い物。
今回は9,800円也！

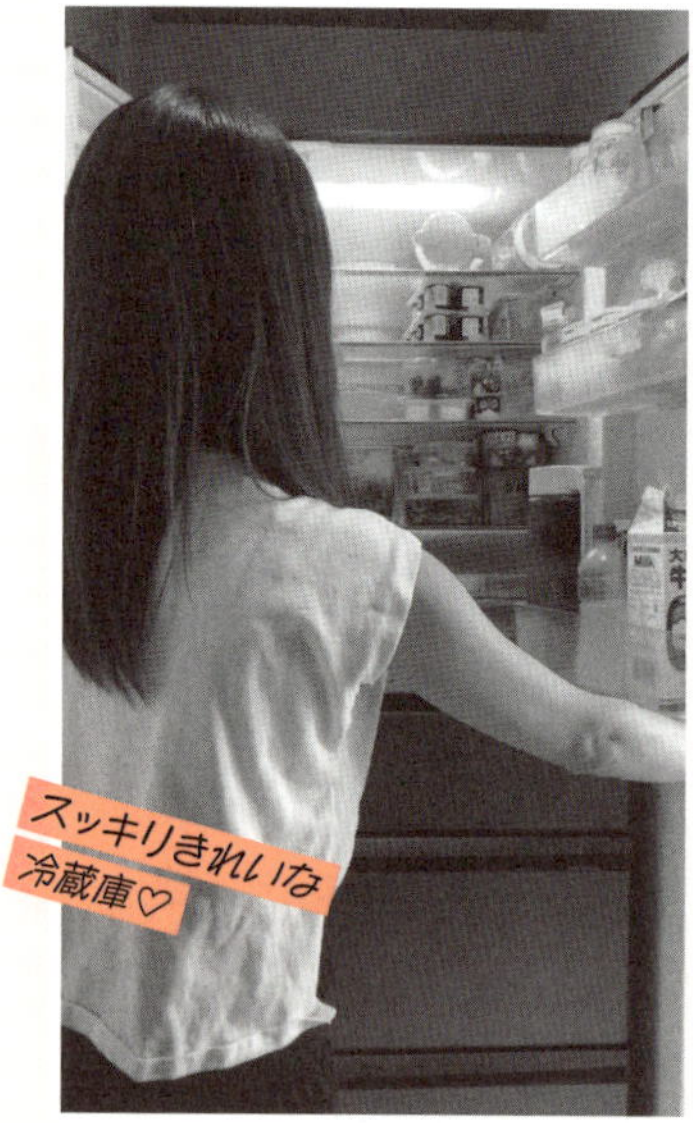
スッキリきれいな
冷蔵庫♡

ごはんorパン？
どちらにも合う
朝定食

6:30
朝ごはん

朝は調理が簡単な卵とサラダが多いです。さらに大豆製品、乳製品を足してたんぱく質をたっぷりと！

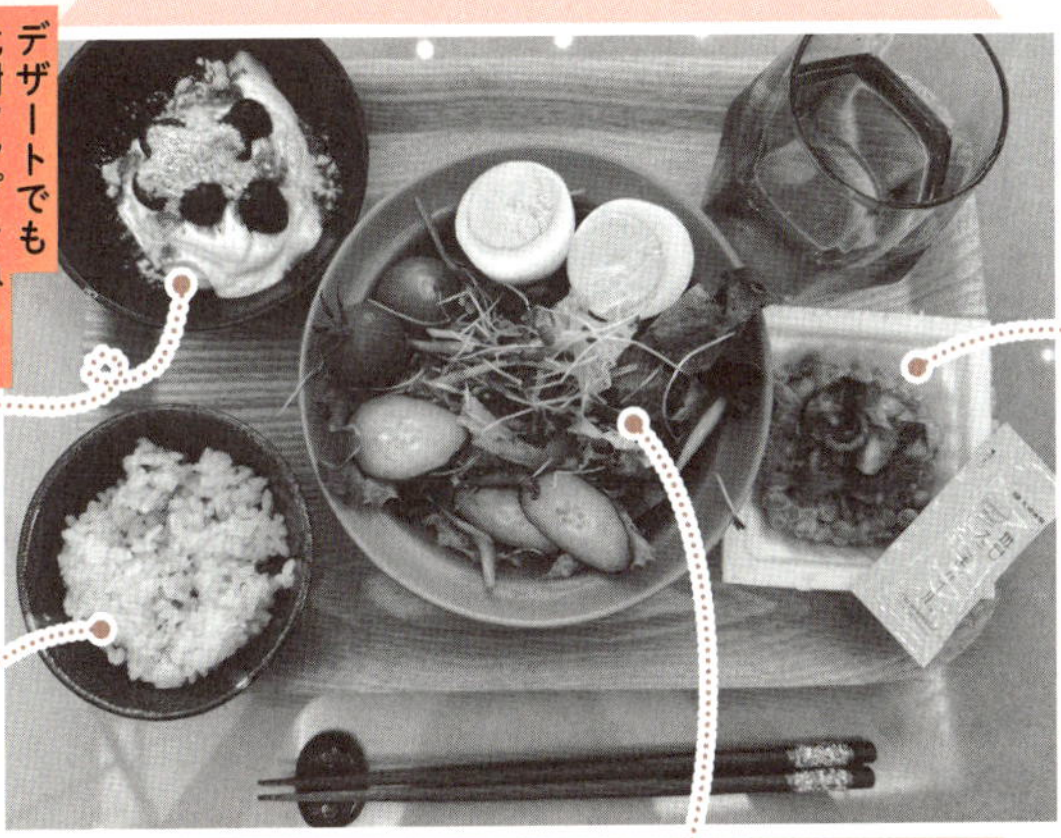

デザートでも代謝アップをねらう
ギリシャヨーグルトにきな粉をかけて、たんぱく質＋ビタミンB群の脂肪燃焼タッグ

納豆にえごまオイル
えごまの風味と大豆は相性がいい！
パンの日は納豆をパンにのせます

朝はその日の気分で家族がおのおのパンかごはんか選択。パンは冷凍保存でトーストするだけ

サラダ＋ゆでたまご
生野菜はだいたい毎食食べています。ドレッシングは、オリーブオイル・レモン・塩麹を混ぜたもの

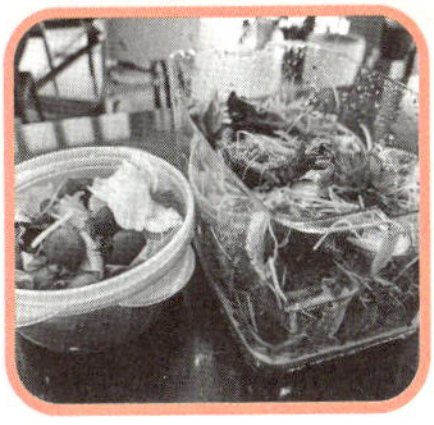

● **サラダは大量に作りおき**
サラダは、3〜5種類の野菜を組み合わせて、いつでも食べられるよう、ニトリから出ている野菜保存用の「フレッシュキーパー」(右)などで保存

● **起きぬけにはレモン水**
グラス1杯の水にレモンを絞ったものを一気飲み。腸を目覚めさせてお通じを促します！

12:00

昼ごはん

肉がメインのパワーランチ

かっちりと決めているわけではないですが、
夕食が魚の日は、お昼はお肉に

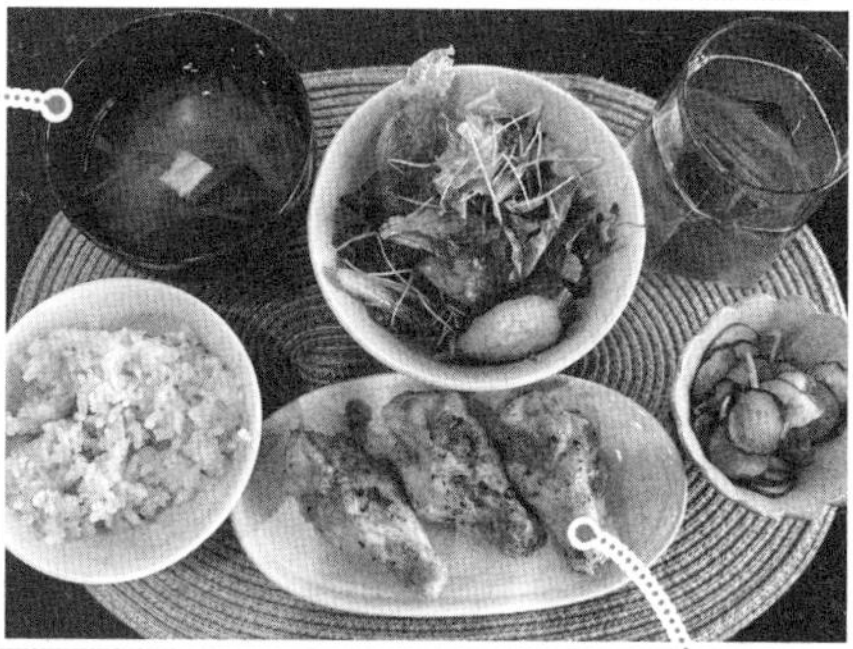

具だくさんみそ汁

みそ汁も作りおき。保存容器から器に移すのすら面倒で、お椀によそった状態で冷蔵庫保存することも

手羽の塩麹焼き

塩麹につけておいた鶏肉を魚焼きグリルに入れるだけ。簡単でおいしい！

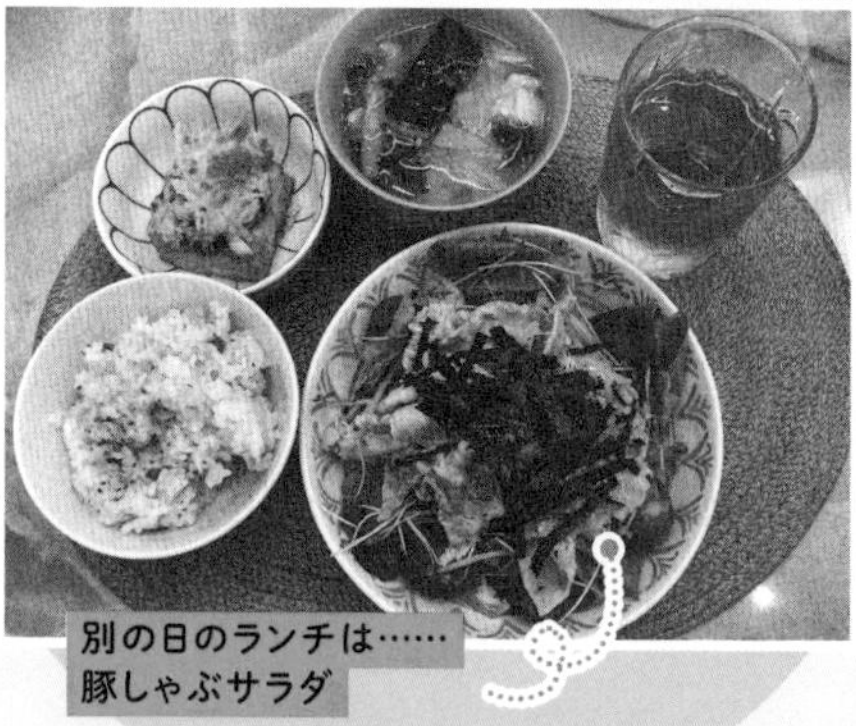

別の日のランチは……豚しゃぶサラダ

サラダストックにゆでたお肉をのせただけ。ポン酢は酢としょうゆとレモン汁を混ぜたもの

子どものおやつはおにぎりorさつまいも

レンチンしたさつまいも、おにぎり、牛乳を常備。市販のお菓子は基本的に買いません

魚がメインの和定食

19:00

晩ごはん

お肉よりも魚のほうが、消化が早く
ラクなので、夜は魚を選ぶことが多いです。
ある晩は塩さば、別の夜はぶりの照り焼き

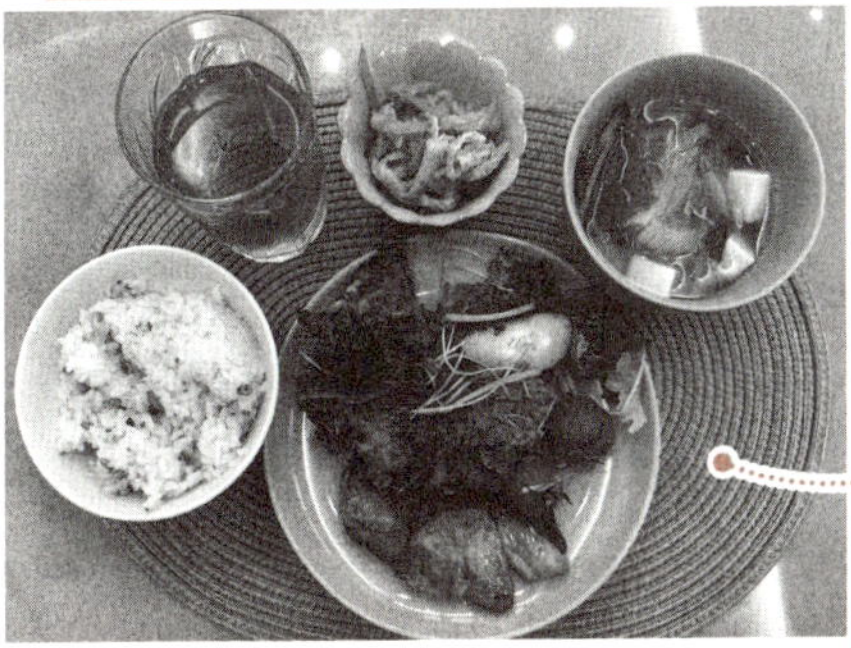

メインおかずは1品。子ども用に別にもう1品

大人はこれでお腹いっぱいですが、成長期の子どもには唐揚げやカツなど、たんぱく質のおかずをもう1品足すことも

食後ダラダラしない。家族団らんは片付けのあとで

食卓でダラダラしていると、何か食べたくなってしまいます。食事が終わったらサッサとお片付けを。夜の団らんは、テーブルをキレイにしてから

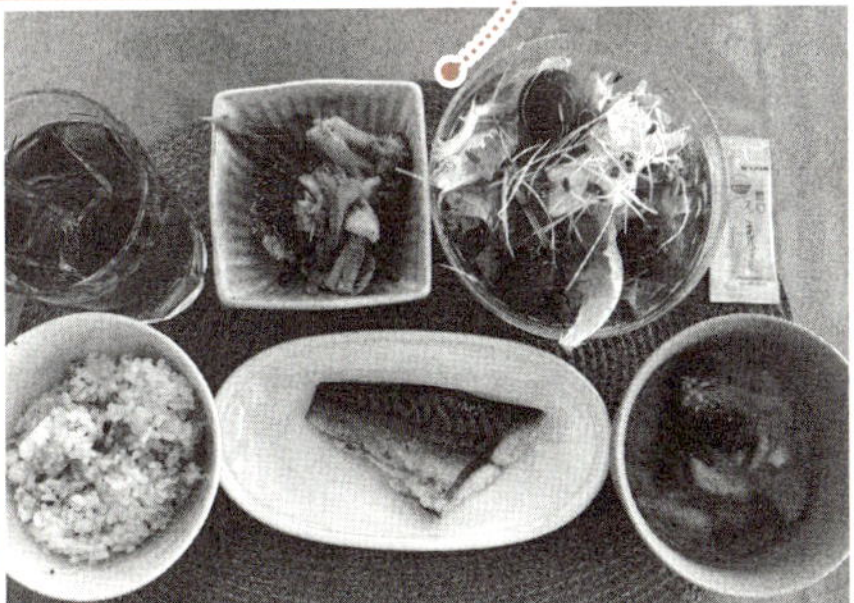

風呂上がりのビール、やめられません

実は私、お酒が大好き。風呂上がりにビール350ml缶をほぼ毎晩飲んでいます。低糖質で甘味料フリーの「アサヒ ドライクリスタル」がお気に入り

CHAPTER

5

もう挫折しない。継続するために、ずぼら流で乗り越える「ダイエットの壁」

まずは3か月をひとつの区切りに。この「壁」を越えると、かなりラクになってくる

せっかくダイエットを始めたのに、やる気が途切れてきている。昨日もスイーツを食べてしまったし、ここのところ1日3食なんて全然できていない……。

そんなときに「私って、いつもそう」と自分を責めないでください。10年近くダイエッターと接してきた私が自信をもってお伝えします。みんな、そうなのです。誰もが、同じ壁にぶつかります。今までと違うことを始めようとしているのだから、以前の習慣グセが抜けなかったり、誘惑があったりするのは当たり前。

また、**人のやる気は長続きしないもの。ダイエットを始めたときと同じモチベーションをずっと保つのは不可能です。私ができるアドバイスは、自分を責めずに〝ずぼら〟精神でいくこと。**「1日3食、定食スタイルの食事をとる」と決めたルーティンを、淡々とこな

し続けましょう。

食の意識の高い人になる「3か月プログラム」を実践する

最初は、知識を頭に入れて、食の意識を高め、そのルーティンを続ける努力が必要です。**続けていくと文字どおり「ルーティン＝習慣化」されて、何も考えなくても行動してしまうくらい身についていきます。**そうなるまでにおおよそ90日間かかります。そこで私は、習慣化までの道のりとして最初の「3か月プログラム」を組んで指導しています。

習慣化までのプロセス

❶ 反発期（ダイエットを始めてから2週間目まで）

新しい習慣に抵抗する力が強く働き、不安になる時期。慣れなくてツラいときではあ

るが、一方でダイエットモチベーションが高く体重の変化も出やすい、ダイエットをしていて楽しい時期でもある

❷ 不安定期（2週間目から2か月まで）

日々のルーティンに慣れてくるが、それでもまだ定着するほどには安定していない時期。たとえば「寝坊しちゃって朝食を食べなかった」「友達とカフェに行き、シェアしたスイーツを断りづらく食べてしまった」などとイレギュラーなことが起きて、それに対してどうリカバリーしたらよいか対処に悩んだりする。そんなときに「もうダメだ……」と、継続することをあきらめてしまいがち

❸ 倦怠期（2か月目から3か月目）

マンネリを感じたり、続ける意味を見失ったりしがちな時期。自分はなんのためにダイエットを始めたのか、どうなりたかったのかを忘れて、意欲を失ってしまう。**ここで飽きずにルーティンを続けられるかどうかが、一生リバウンドしない体になれるかどうかの分かれ目**

④ 習慣化成功（3か月目以降）
約90日を超えると、何も考えなくてもルーティンを毎日こなすくらい身につくようになる

うっかり食べ過ぎたら、翌日の食事から再調整すればＯＫ

多くの場合、無事に90日間を終える前に、うっかり食べ過ぎてしまったり、食事を抜いてしまったりと、イレギュラーなことが起きてしまうものです。本当にそれはかなりの確率で起きます。外せない会食や、友人とおいしいものを食べに行く約束……数か月もダイエットをしていれば、そういう誘惑は必ずといっていいほど避けられないものです。

食べ過ぎたら、次の食事からまた調整すればいいんです。脂肪はすぐには落ちない分、すぐつくものでもないから大丈夫。食べたものが体のなかで分解・消化されて、体脂肪として貯蓄されるまでにはタイムラグがあります。翌日から「定食スタイル」の食事でビタミ

ンやミネラルをとり、エネルギーとして燃やしていけばいいのです。ふだんよりエネルギーを多く燃やすために、有酸素運動をするのもいいでしょう。食べたものの3割は活動（体を動かすこと。着替えや掃除、入浴などの日常行動も含みます）によって燃焼されます。

食べ過ぎても自分を責めない。100点満点を目指さない

避けたいのは、食べ過ぎたことで自己嫌悪に陥ること（そしてダイエットに取り組んでいる多くの人は、自分を責めがちです）。自暴自棄になって次の日も〝やらかし〟てしまいます。1度の失敗をきっかけに、2度、3度と繰り返して挫折してしまうのです。

ダイエットに取り組み始めた人はみな、100点満点を求めがちですが、1週間をふり返って80点であればよし。40点や60点の日があっても、今週はトータルで80点だったな、となればいいんです。食べ過ぎても、正しいルーティンが身につくまで、最初の3か月は淡々と繰り返すだけ。焦らず、知識武装&マインド武装することが大事です。

3か月も頑張れない？ そんな人は2週間勝負でご褒美を

3か月淡々と続ければうまくいく。そうわかっていても、人の心は弱いもの。なかなか2〜3か月目の倦怠期を乗り越えられない、という方もいることでしょう。

そんな場合は、**「2週間が勝負！」と区切りをもたせて、達成できたら何かしらのご褒美を自分にプレゼントするのもおすすめです。**

- 1日3食を2週間続けられたら　▼**美容院でトリートメントしてもらう**
- 毎食たんぱく質を欠かさず食べられたら　▼**新しい靴を買う**
- 定食スタイルを続けられたら　▼**趣味のイベントに参加する**

個人的には、化粧品や美容ツールなどを購入したり、髪や爪を磨くなど、ビューティ関連のご褒美がおすすめです。**見た目がキレイに磨かれることで、ダイエットのゴールもさらにイメージしやすくなります。**体を太らせるジャンクフードやお菓子のために今までムダ使いしていた費用が、髪のトリートメントや新しい口紅に変わると思うと、嬉しくなりますよね。さらには、キレイになると気持ちが上がります。「もっとキレイになって、あのお洋服も着こなせるようになれるはず！」と、嬉しい未来を先回りして想像できるようになってきます。そうなったらもう、こちらのもの。知らず知らずのうちにやる気がみなぎって、ダイエットへのモチベーションがぐっと高まります。

自分へのご褒美は「食べること以外のもの」にする

口さみしいときやイライラしたときに、つい甘いものをつまんでしまったり、体に悪そうなものをドカ食いしてしまうのも、リバウンドを招く行動のひとつです。

とくに白砂糖は、依存性のある食べ物。いつも食べている人は、ときおり無性に食べたい気持ちがわいてきて、衝動が止められません。その強さは麻薬に匹敵するといわれていて、実際に脳では、「ドーパミン」や「β-エンドルフィン」といった幸せを感じる物質が分泌されます。脳にとって白砂糖は、幸せを与えてくれる〝ご褒美〟の食べ物なんです。

人間は本能的にご褒美を求めます。当然ですよね。誰だって、嬉しいこと、幸せなことを求めます。**甘いもの好きは「ご褒美＝食べること」という法則が、脳内でひもづけされてしまっています。**あなたは、食べること以外での〝自分へのご褒美〟をもっていますか？

口《くち》さみしさをやりすごす
リバウンド防止テクニック

そこで、口さみしさを頻繁に感じる人のために、日々の習慣を改善するトレーニングを紹介します。「何か口さみしい」「ついつい間食してしまう」。そんなときの行動パターンを思い出してみましょう。

- パソコンに向かうとき、ついつい飴やガムを口にしてしまう
- コンビニに用もないのに立ち寄って、アイスやカフェラテを買ってしまう
- 夕方になるとお煎餅をむさぼってしまう

では、そんなときの衝動をしのぐ方法を考えてみましょう。一度衝動に襲われても、その波は5～10分で消えていくといいます。私なら、次のような方法を試します。

食欲の衝動を抑えるヒント

●水もしくはレモン水を飲む

喉がかわくと食欲も増しやすくなる。水を飲むことで、わき上がる衝動が一瞬フッと落ち着く。またレモン果汁を加えると、空腹ホルモンを抑えて満腹ホルモンの分泌を促す効果があるので、水コップ1杯にレモン果汁大さじ2杯程度を混ぜるとよい

●深呼吸をしてひと息つく

深呼吸をすると、食の衝動にとらわれてソワソワしている気持ちが落ち着く。秒数をカウントしながら、6秒かけてゆっくり吐いたり吸ったりすることを3回繰り返してみて。深呼吸には、ストレスによる緊張をゆるめてリラックスモードへと切り替える

効果もあり、外出先でもどこでも手軽にできるのもメリット

●自撮りをする

食べたいな、と思ったら、キッチンへ行く前に鏡の前に立つ、自撮りする、などが効果的。かなりの確率で食べる抑止力になるはず。太ってくると写真を撮ったり、鏡を見たりすることを避けがちになるので、食べたいときほど積極的に鏡の前に立つのがおすすめ

●おでこをポンポンする

おでこをポンポンすると、脳の理性を司る部分が刺激されて食欲が落ち着く効果があるといわれている。これも、場所やシチュエーションを問わず実践しやすいテク

●その場でジャンプする

食の衝動を強制的にリセットできる。気分転換になってストレスも吹き飛ぶうえ、血行がよくなりむくみもとれる。ジャンプは有酸素運動なので、3分程度続けると効果大

● **歌う・笑う**

これは人目のないときに限る方法（そもそも、無性に何かを食べたくなるのは、ひとりでいるときが多いはず）。大声で歌ったり、鏡に向かってにっこり笑う。歌を歌うと深呼吸と同じような効果があり、笑うとたるみや二重あごを予防するフェイストレーニング効果がある

● **夕食後すぐ歯を磨く**

食べたらすぐ歯を磨く。物理的にさっぱりキレイにするのも心理的な抑止力あり

人は誰しも、ほめられて伸びるタイプ。
今日できたことをとことんほめよう

私は、自分自身が長年迷えるダイエッターでした。だから、やせたい人の気持ちはひと一倍わかるつもりです。ダイエットがうまくいかなくて、不安になったり、ネガティブに

陥ったりしているダイエッターが焦がれるように求めているのは、ポジティブな言葉。**今の自分を認め、肯定してくれるひと言。**

ダイエットをしていると、成果が出ないときもあります。そんなとき、本人は思うようにいかない自分をすでに十分に責めています。だからこそ、それでも本当は努力しているよね、と認めてもらえたら心に響きます。たとえ今はうまくいっていなくても好転する、と励ましてほしいのです。そう、悩めるダイエッターはみんな「ほめて伸びる」タイプです。

とはいえ、成果の出ていない人にやみくもに「頑張ってる！　スゴイ‼」と雑にほめるのは嘘になりますし、いわれたほうも白けてしまいますよね。

そこで、私が行っている〝ほめ〟のコミュニケーションテクニックを披露しましょう。これのすごいところは、他人に向けて使えるだけでなく、自分自身に対しても使える〝ほめ〟テクニックということ。ぜひ自分をほめて、認めて、喜ばせてあげましょう。

ダイエットをしていても、最初のうちは変化が少なく誰にも気づいてもらえません。ほめることができるのは、自分だけ。家でひとりでできることだから、恥ずかしいことはありません。とことんほめておだてて、自分自身をチアアップ！しましょう。

自分をほめるテクニック

❶ まずは今、できているところをほめる

［例］朝・昼・晩と1日3食食べている、野菜や海藻をたっぷりとっている……など

❷ そのうえで、改善ポイントを考える

［例］でも、たんぱく質がとれていない。先週は忙しくて魚や肉を買いに行く時間も調理するヒマもなかったのが原因。こんなときのために日持ちする豆腐や納豆、さば缶を常備しておこう、など

❸ 最後に、❶と違う視点でもう一度自分をほめる

［例］ここのところ体重の変化がゆるやかになっているとはいえ、すでに3か月も続けている、それってスゴイこと！……といったように

このテクニック、驚くほどに効果があります。試してみてください。

そして**不思議なことに、このテクニックを毎日実践していると、対人関係もよくなるんです。**生徒のみなさんからも「人間関係に悩まなくなった」「他人とのコミュニケーションがうまくいく」という声をよくいただきます。「いつも先生にほめてもらうクセがついたことで、自分も人をほめるようになりました」とも。

この変化には、明確な理由があります。ほめよう、とすると、その人のいいところを探すことになるのです。どんな人にだって、いいところも悪いところもある。その日の体調、状況によって、うまくいくこともあればそうでないこともある。でも、どんなときでも必ずいいところがあることに気づき、他人を認める人は前向きでいられます。相手からしても、前向きな人は一緒にいて楽しいもの。結果、人間関係が向上するのです。

この本に出合い、このページまで読み進めたあなたは、それだけで素晴らしい運と才能の持ち主です。あとは書いてあることを実践するだけ。みるみる、あなた本来の体を取り戻せるはずですよ！　間違いありません……といったように、あなたをほめましょう（笑）。

いただいた甘いもの、断りにくい会食を必要以上に恐れない

食事改善にもすっかり慣れて、自分ではお菓子やスナックを一切買わなくなったときに気づくことがあります。それは、社会生活を送っていると、お菓子など嗜好品のいただきものをする機会が案外多いということ。職場でおみやげが配られたり、「ほんのお礼です」とちょっとした詰め合わせをいただいたり、友人の家で甘いものが用意されていたり、断れない会食が続いたり……。とくにダイエットをスタートした直後の「不安定期」にそういったことがあると、食べたらまた元に戻ってしまうんじゃないだろうか？　これをきっかけに過食スイッチが入ってしまわないか？　と不安になってしまいますよね。

結論からいうと、**「瞬食ダイエット」ではお菓子もお酒も禁止していません。**これを食べたらいけない、という食材はありません。私自身、お菓子のいただきものはありがたく食べますし、お酒も毎晩飲んでいます。おいしいものはおいしい、その感覚を忘れる必要はないのです。私がふだん気をつけていることは次のとおりです。

● お酒を飲むとき

▼低糖質ビール、ジンや焼酎の水割りやソーダ割りなどがよい。ワインは飲み過ぎなければＯＫ。日本酒は糖質が多いのでほどほどに

● 会食をするとき

▼自分がお店を選ぶときは、コースではなくアラカルトで頼める店に。コースのときは、食べられる量だけ食べて、あとは残す

3食きちんと食べていると、いつもお腹が満たされているので過食に走りにくくなります。過食モードのときは、お菓子を開けたら1袋開けないと気がすみませんが、満ち足りているときはひと口食べて「味の確認」ができたら、あとは片付けることができます。お酒に関しても、自分で決めている杯数を飲めばそれで満足できる。正しく食事をとっていると、そういう安定したモードに入ることができるのです。**レベルアップしてくると、いらないお菓子などは人にあげてしまうという余裕も出てきますよ。**

だから、嗜好品を必要以上に恐れることはありません。職場で毎日のように甘いものをみんなで食べる習慣があるとか、毎日のように会食があるといったような場合は、食事改善していることをまわりに宣言してしまうのもありだと思います。協力が得られやすいし、宣言すると「人にいってしまったのだから、目的を達成するまでは続けなくては……」という心理が働き、ダイエットが継続しやすくなるという側面もあります。

好きなものを制限しなくてもいいとはいいましたが、市販のお菓子はかなり中毒性が高いことは忘れずに。そうでなくても甘いものは脳にとってご褒美となるのに、各メーカーのプロが、売れるためにしのぎを削っておいしいものを開発しているのです。おいしく感じるのは当たり前。虜《とりこ》になりやすい食品だと理解してください。

外食先の甘いわな。フードコートよりファミリーレストランで食べる

外食での誘惑……。ダイエットの挫折は、外食先でのレストラン選びにもあると思います。週末、家族みんなでショッピングセンターに行ったとき、フードコートでランチをとることが多いですよね。でも、**一般的にフードコートって、ラーメンやピザ、パスタ、カレーなどの専門のテナントが集まったところが多いのではないでしょうか。そう、「瞬食ダイエット」では避けたい「単品メニュー」ばかり**なんです。

だから私は、フードコートはできるだけ避け、なるべくファミリーレストランなどの定

食メニューがありそうなところに入るように気をつけています。

外食では男女同じ量のお皿が出る。自分サイズで満足させよう

外食先でもうひとつ気をつけているのは、食べる量です。どこのレストランでも、注文したときに出てくる量は男女関係なく同じですよね。男性より体の小さい女性が、男性と同じ量だけ食べたらどうなることでしょう。いわなくてわかりますよね。

そこで大事なのが、自分の適量を知ること。ダイエットを続けているうちに、自分のお腹が満足できるセンサーが身についてきます。**〝自分サイズ〟を知ることで、外食時に「これでおしまい」とすることが大事。**最初に「ごはんは少なめで」と頼むのもおすすめです。

料理をするのが面倒ください。缶詰、チューブ調味料……〝ずぼら〟流でいく

ダイエット指導をするようになってから、多くの人の生活習慣を見てきましたが、みなさん共通していることは、極端な料理好きか（こちらのタイプは食材選びと知識の徹底が大事）、その逆の料理嫌い。私も後者の料理嫌いの部類でした。

料理が得意ではない人は、ダイエットのために自炊するのさえツライもの。長続きするためには、料理自体が負担にならないことです。だから私は、**手抜きできるところはどんどん手抜きを**、と決めています。時短のお助けアイテムなどを多用していきましょう。

時短！ ずぼら料理のポイント

- 缶詰、瓶詰、チューブ調味料を活用 ▼**栄養価豊富、無添加などが増えている**
- コンビニ・冷凍食材も便利 ▼**前処理がしてあり、そのまま食べられるものが多い**
- レンチン！ＯＫ ▼**時短はもちろん、火を使わず、洗いものも少ない**

いよいよやってきた停滞期。
これぞダイエット成功の証《あかし》

最初のうちはガツンと体重が落ちるのに、続けるほどに変化がなだらかになっていく。それがダイエットの定めです。だからこそ、**最初の頃は減っていく体重が面白くて夢中になるけれど、だんだん落ちなくなると嫌気がさしてリバウンドしやすくなります。**

ダイエットをして最初に減るのは、体の水分です。個人差はありますが、元々むくんでいる人は1週間で2～3kg落ちることもあります。糖質は1gで3gの水分を抱え込むといわれています。食事改善によって過剰な糖質の摂取を抑えたり、余分な水分を排出するミネラルをとったりすることで、容易に2～3kg変化します（逆にいえば、悪い食習慣を送っている人は、常に2～3kgの老廃物を体内に溜め込んでいるということ）。

もうひとつ、食事改善によって便秘が治ることでも1kg近く変化します。つまり、**水分と便を合わせると3～4kgはすぐに落ちるということ。食事改善をしていればその間に体脂肪も燃えるでしょうから、最初の5kgを落とすのはそれほど難しくない**んです（ただし、長い年月お菓子ばかり食べてきて代謝能力が底をついているような人は、変化が見られるまで2か月以上かかってしまうこともあります）。

問題なのはそこから先。しばらく継続してそれなりの成果が出てきたあとで、ピタッと体重が動かなくなるタイミングがしばしばあります。

原因のひとつは、脂肪は水分や便のようにスムーズには流れないということ。燃やすのにそれなりのエネルギーがいります。あくまで計算上ですが、だいたい1kgの体脂肪を燃やすには、7000カロリー消費する必要があります。1か月で1kgの体脂肪を燃やすなら、1日あたり230カロリー分（山盛りごはん1杯分）を余分に消費する必要があります。30〜49歳女性の平均基礎代謝量が1150カロリー（データ／前出・厚生労働省e-ヘルスネット）であることを考えても、230カロリーを余分に燃やすのはけっこうな仕事。最初の水分と便の3〜4kgはボーナスポイント。そのあとは、ゆっくり落としていくのだとイメージしてください。だから、1か月前と比べて**1kg減っているなら十分に大成功です。**

急激に体重を落とすほど停滞期が訪れやすい。1か月3％以内の体重減少で

ダイエットを続けているうちに、まったく体重が減らない時期がやってくることがあります。それまでと変わらない節制を続けているのに、2〜3週間まったく体重が落ちてい

かない。そうこうするうちに生理前のむくむ時期になって、なぜか微増すらしている……そんなことがあると嫌気がさして、もうダイエットはやめようかという気持ちになってしまいますよね。でも、自暴自棄にならないでください。そのままもう少し続けていると、スッと再び体重が落ちる日がきます。

このメカニズムは簡単です。**人間の体には「ホメオスタシス（生体恒常性）」という機能があって、急激な変化が起きないように脳がコントロールしている**のです。体温や血圧などが一定に保たれているのもこの機能のおかげ。だから、**急激に体重を落とすと、脳は「体が緊急事態になっている！」と判断して、体重がそれ以上落ちないようにと調整します。これをダイエットの「停滞期」と呼びます。**でも、しばらくその状態が続くと〝緊急アラーム〟は解除されて再び体重は落ち始めます。停滞期は一時的なものではありますが、1か月以上続くこともあるので、ダイエット中の人にはツライ試練です。

停滞期を抑えるには、体重の変動をゆるやかにすることです。1か月で体重の3％以内の減少（50kgの人の場合、1・5kg以内）だと、停滞期が起こりにくいといわれています。

私自身の例ですが、1年かけてゆるやかにマイナス12kgの体重を落としたとき、食事の量が自然と減っていきました。53kgの体が必要とするエネルギー量と、41kgの体が必要とするエネルギー量は当然違うからです。体に備わっているセンサーが正常な状態だと、カロリー計算せずに、体にちょうど必要なエネルギーを適量とることができます。「瞬食ダイエット」では、そういった状態を目指します。

でも、短期間で急激に10kg落としたような場合は、センサーの機能が追いつかないかもしれません。体だけ41kgになっても食べる量が53kgのときのままなら、体重はなかなか減らないでしょう。それでもあきらめずに食事改善を続けていけば、いずれ体のセンサーが復活しますが、それまではダイエッターとしてはツライ時期となるはずです。

ダイエットの目標設定をするときは、体重の3%以内を意識して、減らしたい数値に応じて、ゆっくりと無理のない期間を設定してください。

とらわれすぎはよくない。
でも体重・体脂肪は毎朝測って記録する

体重にとらわれすぎると、リバウンドが起こりやすくなります。

「こんなに頑張っているのに全然減らない」「減らないどころか増えてしまった」と日々の体重増減に一喜一憂、そのストレスからだんだん体重計に乗るのが億劫になってしまうからです。

だからといって、体重を測らない生活を続けると太ります（そうでない人もいますが、ダイエットとリバウンドを繰り返しているタイプの人は例外なく太ります）。**最低限、毎朝体重と体脂肪を測るようにしましょう。そしてその数値をアプリなどで記録してください**（最近は、体重計とアプリが連動して入力の手間がいらないタイプのものもあります）。

体重は、毎日同じ条件で測るようにしましょう。朝起きて排泄をすませたタイミングがベストです。同じ条件で測っても、むくみや便通の具合で体重は変動することがあります。とくに体脂肪率は、手足の温度や汗の具合によって大きく数値が変わることがあるので、前日との変化にあまり神経質にならないことがポイントです。

ダイエットアプリなどに体重・体脂肪率を入力すると、日々の変化が自動でグラフ化されます。２週間ぐらいの推移で変化を見ていくようにしましょう。

「瞬食」で人生が変わった3人の食事改善ストーリー

「瞬食習慣」を身につけることで〝本当の自分〟を見つけた人たち。男性も効果てきめんです

こんなに食べてもやせる!?
半信半疑で開始。
体型の変化はもちろん、
仕事のパフォーマンス向上
にいちばん感動

ダイエット期間
10か月
（その後6か月キープ中）

身長	175cm
体重	98kg → 71kg
体脂肪率	32% → 17%

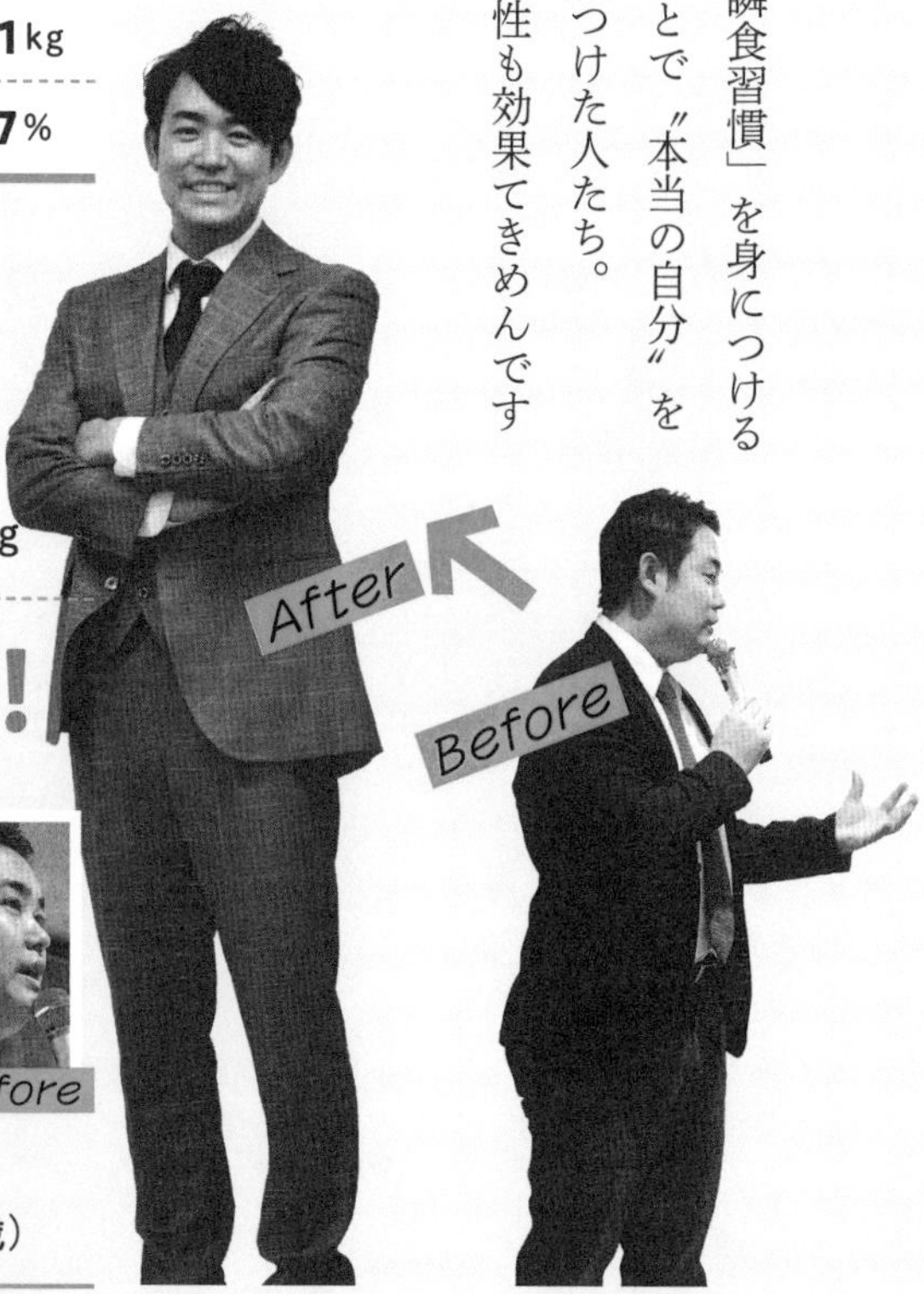

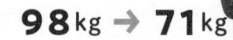

98kg → 71kg

−27kg！

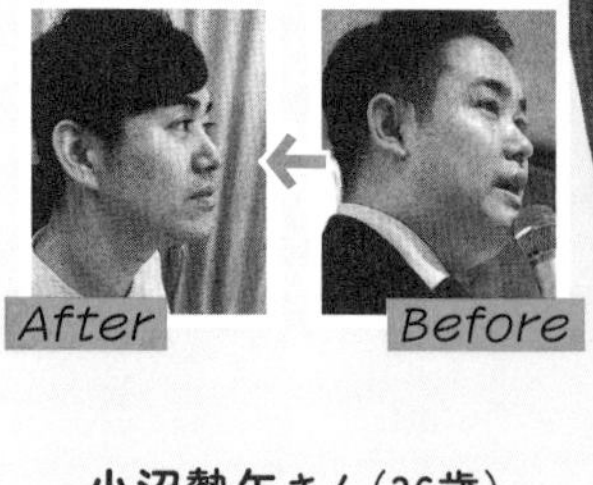

小沼勢矢さん（36歳）

30代で一気に増えた体重。会食後、さらに深夜ラーメン、牛丼をはしごする日々

20代の頃は70kg台、トライアスロンにも出るほど活動的でした。でも30代に入りコロナ禍で家にいる時間が増えた頃から、坂道を転がるように体重が増えていきました。

仕事で会食も多く、飲み終わったあとにラーメン屋さんで締めて、その後ひとり吉野家に行って牛丼を食べ、さらに松屋でネギ塩豚丼をハシゴする、というとんでもない食生活をほぼ毎晩送っていました。食事を終えるのが24時を過ぎるので、翌朝は胃が重くて。朝食は抜き、昼は「○○丼」「○○カレー」みたいなものをデリバリー、もしくはカップラーメン。そしてまた夜は会食……という生活で野菜はほとんど食べていなかったです。ドカーンとした単品料理ばかり食べていました。

その頃の悩みは、**仕事中いつも眠くて、仕事のパフォーマンスが下がってしまう**こと。ときおり強烈に眠くなって何も考えられなくなるし、打ち合わせ中はあくびが止まらない。取り引き先の人にも「眠そうだ」といわれる始末……。そんなふうだから生産性も低くてモ

チベーションも下がる。明らかに悪影響が出ていて、このままだとマズイ、と感じるように。そんな折、講演会で自分が登壇している写真を見る機会があり、体が大きな二重あごの男が山のように！　頭で考えている自分のイメージと実際の姿にギャップがありすぎて、正直「気持ち悪い」と思ってしまいました。ちょうど35歳の誕生日を迎えるタイミングだったのでこの機会に、と「瞬食ダイエット」を始めたんです。

最初に実践したことは毎日3食を食べることでした。**たんぱく質が多めの食事を自炊する、その代わりに食べる量は制限しない。だから1食につき、鶏のささみ1パック300gを食べ切ってしまう、という感じでけっこうな量を食べていました。**そのおかげか空腹感に悩まされることはあまりなかったのですが、お酒を飲むと、そのあとにラーメンや牛丼を食べていた習慣が思い出されて無性に食欲がわきました。そんなときは、納豆や豆腐を食べていました。食べる量は制限していないから、3パック一気に食べてしまうことも。それでも最初の4か月でスルスル15kgも落ちていったんです。毎朝体重計に乗るのが楽しかったです。

セルフイメージが高まると自信がつく。集中力も上がって〝デキる男〟に！

比較的早く感じた変化は、集中力の高まりです。1か月を過ぎた頃から、昼食後でも眠くならずにクリアに頭が働くのがわかるんです。仕事のパフォーマンスが一気に上がりました。休日によく外に出るようになり、ヘアサロンに行ったり、洋服を買ったり、外見に気を使うようになりました。知り合いに会うたびに、「誰？」って聞かれるのも楽しいです。

今思えば、太っている時期は「人に見られるのが恥ずかしい、見られたくない」という気持ちがあったのでしょう。写真を撮られるのも好きではなかったし、それを見るのはもっとイヤでした。それが今では、講演会で登壇するたびに、撮られた写真をチェックするのが楽しい。変化した自分を見るたびに気持ちが上がります。男性はとくにそうだと思うのですが、〝カッコイイ自分でいたい〟〝ヒーローになりたい〟という願望をもっているものだと思います。**セルフイメージが上がる、それってかなり大事なこと**だと思います。

ダイエットの経過を〝見える化〟すると、やる気をあと押ししてリバウンド防止にもなります。私はアプリで体重を記録していて、今は筋トレのトレーニング記録もつけています。

-9.4kg！

やせる以上の副効用！
花粉症、生理痛、脂肪肝、
すべて卒業。
息子から「ため息つかなく
なった」との声

ダイエット期間
4か月
（その後1年9か月キープ中）

体重	55.5kg	→	46.1kg
体脂肪率	31.3%	→	20.4%

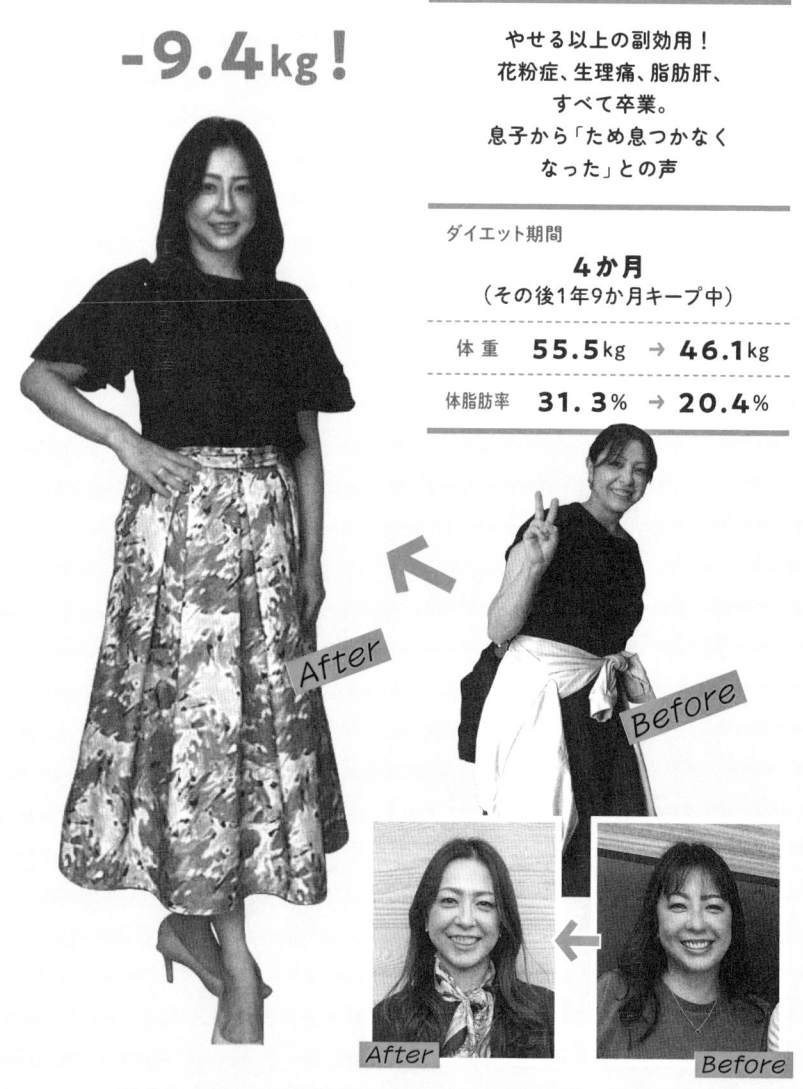

田中ひとみさん（40歳）

いつの間にかLサイズの服しか入らなくなって、血液検査では脂肪肝。ニキビの塗り薬、生理痛の鎮痛剤、花粉症の薬……と薬が手放せない日々でした。

食べないほうがやせると思って朝食を抜いてきたので、まずは3食を食べることを意識しました。1日でとるべきものをどのようにしたら簡単に取り入れていけるかを工夫していくうちに、味覚が変わり薄味で満足できるように。そこからスーパーで選ぶものや、おいしいと思うものが自然と変わってきました。

2週間でむくみが取れ、1か月でするっと3kg落ちました。今まで夕方になると疲れてドリンク剤を飲んでいたのですが、1日元気でいられるようになったので定期購入を解約。**砂糖をとらなくなったせいか、イライラすることも減りました。**

2か月目に入るとお腹の調子がとてもよくなって、今まで頼っていた便秘薬が不要に。夜はぐっすり眠れるようになり、今まで遺伝や体質だと思っていたPMS（月経前症候群）や生理痛も軽くなりました。

3か月目に入って〝腹八分目〟を意識できるようになった頃、**小学生の息子に「お母さん最近ため息つかなくなったね」といわれ、ハッとしました。**それまで離婚を考えるほどだった夫とも、今までいちばん仲のよい日々を送っています。

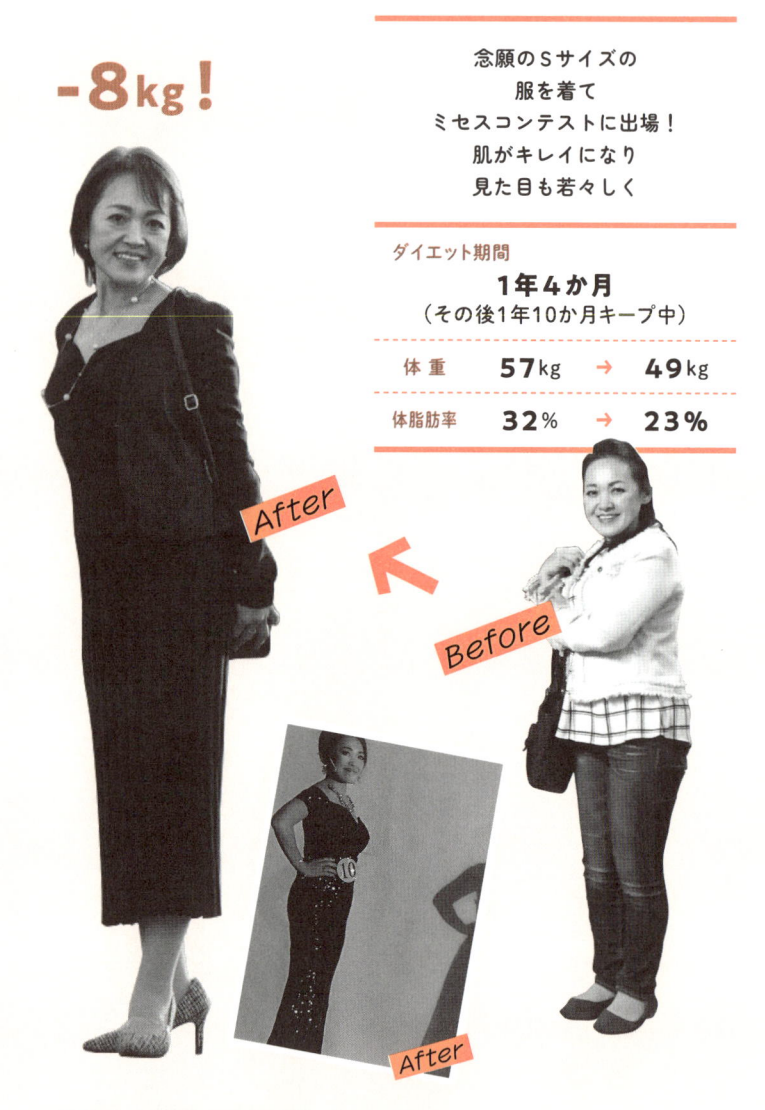

-8kg!

念願のSサイズの
服を着て
ミセスコンテストに出場！
肌がキレイになり
見た目も若々しく

ダイエット期間

1年4か月
（その後1年10か月キープ中）

体重	57kg	→	49kg
体脂肪率	32%	→	23%

ラスカル陽子さん（60歳）

ミセスコンテストに出場することが決まり、やせてカッコよくドレスを着たいと思ったのがきっかけです。たんぱく質を中心に野菜をとることを意識したら、2週間くらいで1kg落ち、その4週間後に2kg落ちました。8週間を過ぎた頃から停滞期がきましたが、長年飲んでいた便秘薬がいらなくなるくらいお通じがよくなって、体がいい変化をしている実感はありました。3か月を過ぎた頃に6kg減、1年後には8kg減、とペースはゆっくりですが、そのおかげでリバウンドもありません。停滞期のとき、よく食べていた献立は……、

●朝食　サラダ、目玉焼き、キムチ納豆、きな粉ヨーグルトに雑穀米を少し

●昼食　ドリア（さばの水煮缶、きのこ、ブロッコリーに豆乳&チーズを加えて）、豆腐チャーハン（豆腐を炒めて卵やひき肉を加えたもの）など

●夕食　サラダ、焼き魚、切り干し大根、みそ汁

間食をとりたいときはカカオ72%チョコレート（2個まで、と自分のなかで決めていました）もしくはさつまいもを選ぶようにしていました。

1年かけて8kg落とし、コンテストではファイナリストにも選ばれました。目標だったSサイズの洋服も着られるようになり、とても満足しています。便秘がなくなったせいか肌トラブルも起きなくなり、いいこと尽くめです。

CHAPTER

6

体が変わると
行動も変わる。
あるとき突然、
人生が大きく動き出す！

3大欲求のひとつ、食欲を制するととてつもない自己肯定感が手に入る

正しい食事習慣を身につけると、身のまわりに驚くほどの変化が起き、人生が動き出します。28歳で食事改善に取り組み、29歳で体が変わった私自身がそうでしたし、同じような激変をとげている生徒さんが少なくありません。

体型が変わるのだから、見た目が変わるのはわかります。食事内容がよくなることで血液検査の結果や肉体年齢が向上するのも当然のことでしょう。その結果、**体が元気になることでメンタルも上向いてきます。だから考え方や行動まで変わっていく――。それらの積み重ねで、自己肯定感が想像以上に高まっていきます。**自分に自信がつき、生き方が変わっていくのです。これが「瞬食マインド」の理想的なカタチです。

ダイエットは成功体験の宝庫。1日3回、自己肯定感が増していく

正しい食事習慣を身につけると、日々のなかで達成感を味わう瞬間が増えます。

日々の小さな達成感

- 今日もスーパーで体によい食材をバランスよく買えた
- 買った食材をほとんど使い切ることができた
- 作りおきおかずを○品目も用意できた
- 冷蔵庫のなかに、いらないものが一切入っていなくてキレイ
- もう○年間、体重も体脂肪も増えずにキープできている

言葉にすると、大したことはないように感じるかもしれません。でも、**実際に達成してみると、想像以上に充実した気持ちを味わえて自分のことが好きになるんです。この晴れやかな気持ち、まだ経験したことのない人はぜひ味わってほしいと心から思います。**しか

も、食事のチャンスは1日3回あります。そのたびに、「今日もできた！」と成功体験が足し算されていきます。

もちろん、体型が変わることで、食事のとき以外に感じる達成感も大いにありますよね。「Sサイズの服が着られる、似合う」「鏡に写るボディラインがいい感じ」といったように。ダイエットは、成功体験の宝庫なのです（すぐにリバウンドしてしまう間違ったダイエットはダメですよ）。正しい食事改善をすれば、これからの人生、ずっと成功体験が足し算されていくのです。

小さな成功の積み重ねで大きな決断ができるようになる

食欲は、3大欲求のうちのひとつ。とても強い欲求なので、実はコントロールするのがとても難しいものです。体が飢餓感を覚えてとにかく何か食べたい！　と過食モードになってしまった場合、それを意志の力で抑えるのは不可能です。努力や根性ではどうにもできない手ごわい欲求だからこそ、それとうまくつきあえるようになると大きな自信になります。いちばん難しいことを達成できたのだから、ほかに何をやってもできるはず、と決断が早くなって行動力がついてきます。

　私自身もそうでした。**食事改善をして、月に1kgペースで体重が落ちていき、洋服のサイズも徐々にLからMへ、SからXSへ、と変わっていきました。**月々の変化としてはゆっくりとしたものだったけれど、そのまま1年が経過してふと気づいたら人生が180度変わっていたんです。自分の心のおもむくまま、迷うことなく起業を決断し、家庭と両立させながら仕事に没頭していました。1年間の助走期間で、知らず知らずのうちに行動力と決断力がついていたのだと感じます。

　ふり返ってみてわかります。**食事改善する前の私は、自己肯定感が今よりずっと低かったな、と。自分嫌いだったかもしれません。**心の奥底では〝もっと自分らしいことがしたい〟〝可能性にかけてみたい〟という気持ちがあったのだと思います。でも、そんなことを口に出す自信もなくて、成功している人を見ては「いいな」と羨ましがっていました。ダイエットで自己肯定感を育てたおかげで、躊躇《ちゅうちょ》せずに自分の本当にしたいことを追いかける勇気が出たのです。

人生は登山に似ている。ある日フッと視界が開けた雲上へ

とはいえ、まさか私が講師として起業するとは、ダイエットを始めた当初は思いもつかないことでした。ましてや、３５００人を超える生徒さんを指導して、本を出したりテレビに出たりとメディアでも活動するなんて誰が想像できたでしょう！　地方に住み、小さな子どもを育てるひとりのママにすぎない私が……。

人生が変わる瞬間って、たとえるなら登山に似ています。最初のうちは1歩ずつ登っているだけで、まわりはまったく見えません。道は平坦だし、変化はないし、面白いことは少ないかもしれません。ただ淡々と足を進めるだけ。でも、立ち止まらずに進んでいくと、あるときフッと雲を抜けたところに出て、パーッとまわりの視界が広がるんです。登山道が一気に明るくなって、頂上が近いことも、周囲にキレイな景色が広がっていることもわかるようになります。私にとってのダイエットもそんな感じで、地道に食事改善を続けて1年たってみたら、仕事でもプライベートでも一気に大きな変化がやってきたのです。

経験者としてひとつだけアドバイスがあります。**自分が登りたいところがどんな山なのか、そこだけは先に決めたおいたほうがいい**です。私がダイエット指導で、とりかかる前にまずはゴール（目的）を決めて目標を立てましょう、とお伝えしているのはそのため。

かつての私を例にしましょう。ダイエットを始める前の段階では「将来は講師になる」「3500人の生徒を指導する」といった具体的なことまでは想像できませんでした。でも、「健康な体を取り戻して、仕事もプライベートももっと自分らしく、自信をもちたい」という大きなゴールは定めていました。そこを目指してコツコツ日々続けるうちに、あるとき突然視界が開けて「私と同じようにダイエットに苦しんでいる人たちを応援することを仕事にしたい」という具体的な行動目標が明確になったのです。目的と行動目標が定まったら、あとは日々それに向かって突き進むのみ。結果はあとからついてきます。

ゴールに至る道筋はどんどん更新。私の夢は世界の人へ「瞬食」を伝えること

いったん視界が開けたら、いろいろなものが見えるようになります。すぐそばに見える

頂上だけでなく、別の尾根につながる道であったり、もっと高い別の山であったり……。ゴールに至る道筋（行動目標）は、そのときどきで変えていけばいいのです。というか、高いところに登ってみると否応なく次の新たなる道がまた見えてくるはずです。

私自身も、10年近くダイエット指導をしてみて、世の中には想像以上にダイエットに悩んでいる人がいることを知りました。**〝健康食の国〟として有名な日本にこれだけいるのだから、世界にはもっとたくさんいるはず。これからはそういった人たちにも「瞬食ダイエット」を伝えていきたい。「夢は世界進出！」と最近、行動目標を更新しました。**

このように、いったん雲の上に抜けると、ものすごいスピードで人生が動き始めます。ただし、雲の上に出るまでは地道な努力期間です。私もものすごいスピードで登りましたが、それでも1年かかっています。登り切る前に迷子になったり、立ち止まってしまわないように、自分のなかで大きなゴールを決めておきましょう。

そして、もうひとつ人生で大きな変化がありました。プライベートで理想のパートナーと出会い、最近、新しい第一歩を踏み出し始めました。夫も、私の夢、「世界中の人へ瞬食ダイエットを伝えたい」、という気持ちを理解してくれ、あと押ししてくれています。いつか家族で海外に移住、なんていうこともあるかもしれませんね（笑）。まさかこんなさまざまなことが自分の人生に起こるなんて、まったく想像できないことでした。

瞑想をするよりも、食事を変える「瞬食マインド」のほうが効く

ダイエットの生徒さんから、家族との人間関係について悩みを打ち明けられることがよくあります。「朝起きた瞬間、夫にイライラしたり子どもをガミガミ叱ったりしてしまう自分がイヤで、みんなが出かけてからひそかに目をつむって深呼吸する瞑想をしている。でも全然効果がない」などと。

その心がけは素晴らしいですよね。深呼吸には心を落ち着かせる効果があるともいいます。でも、もし彼女の**食事リズムが不規則で、常に血糖値の乱高下を繰り返している人だったら、瞑想の効果を得るのは難しい**でしょうね。深呼吸でいったん落ち着いたとしても、またお腹が空いたらイライラしてしまいます。

食事を整えれば、少なくとも血糖値の乱高下はすぐにコントロールすることができます。

しかも長期的には、ビタミンやミネラルの働きによってイライラを抑制したり、幸せを感じるホルモンの分泌が増えたり、質のよい睡眠が取れるようになったりと、さまざまな働きでメンタルを上向かせてくれます。疲労感のない毎日で、朝起きた瞬間から爽快……、そんなボディコンディションなら、イライラすることも減るはずです。

メンタルの不調をコントロールしたいなら、まずは脳や体のもととなる食事を変えること。絶対にそのほうが効率がよいのでおすすめします。

自分が変わると人間関係も変わる。あふれたエネルギーで愛しい人まで満たせる

ダイエット講座で生徒さんと向かい合う時間は、人生相談のような一面が大いにあります。**みなさんいろいろお悩みですが、人間関係は誰もが悩んでいる共通のテーマ。**とくに、夫や子どもに対しては、先ほどの深呼吸瞑想の方のように自分の感情をうまくコントロールできないことが悩みの種だったりもします。

２０４ページで体験記を寄せてくれた生徒の田中さんもそうですが、ダイエットをきっ

かけに夫婦仲や子どもとの関係性が改善したという声はとても多いです。自分が変わることで、まわりも変わっていくのです。

人に優しくするためには、まず自分を優しさで満たすことです。そのために、ダイエットはとてもいいきっかけとなります。

自分の心を満たす小さなこと

- 正しい食事で体を満たす
- 今日もよいものを食べた、と自分をほめる
- 鏡を見て、自分の見た目に肯定感が上がる
- ダイエットを継続できている自分に達成感を得る

自分をほめて、肯定して、達成感を得る繰り返しで心が満ちていきます。そうすると、他人にも優しくすることができ、みんなにも幸せをお裾分けできるのです。

加えて、直接的なメリットもあります。**あなたが食事改善に取り組めば、家族のみんなも栄養バランスのとれた健康的な食事をとることができます。「子どもの肥満が解消した」**

「イライラしてキレる子だったのが最近落ち着いてきた」など、食を通してフィジカルにもメンタルにもいい影響を与えることができるのです。

手前みそになってしまいますが、私の子どもはスポーツがかなり得意で、学校が終わったあともクラブで長い時間練習に明け暮れています。体が大きく変化していく成長期に、ケガをせずスタミナ切れせず敏捷《びんしょう》に力強く動くためには、いうまでもなく食事のサポートがとても大切です。にんじんのみそ汁やさつまいものおやつを好んで食べている姿を見ていると、小さい頃からの食育は、子どもの未来にとってかけがえのないギフトになると思うのです。

ダイエットはイベントではない。でも、人生を変える1回きりのチャンスでもある

ダイエットは一生継続していくもの。だから、イベント感覚で行う過激な短期集中型のものはおすすめしません。**私が提唱する「瞬食ダイエット」は、一度始めたら生きている間ずっと続けられる、"ずぼら"で無理のない長期継続型**です。

いい換えれば「瞬食ダイエット」を始めるかどうかは、人生を賭けるイベントだということもできます。正しい食事習慣を身につけてしまえば、そのあとガラッと生き方が変わります。リバウンドもありません。つまり、かつての私のようにさまよえるダイエッターにとっては、人生を賭けるに値する、一度きりの大勝負なのです。

繰り返しになりますが、新しい食習慣を習慣化させるまで、90日間が必要です。約3か月、〝ずぼら〟流で心に負担なく継続して身に覚えさせること。これでリバウンドを防ぎます。眠っていた体のセンサーが再起動して、体にとって本当に必要なものをおいしいと感じ、そうでないものを不要だと判断する正しい味覚や食欲を取り戻せます。

さあ、本来のあなたを目覚めさせましょう。

おわりに

2022年に初めての本を出してから、わずか2年半。ありがたいことに、その間に著書を13冊も出させていただきました。いい換えればそれだけの方たちがダイエットに悩み、何かよい方法はないか、と模索し続けている証拠ともいえます。

なぜ多くの人にとって、ダイエットは難しいのか——。

この本は「瞬食ダイエット」の総括と、ダイエットの先にある本当の目的＝自分嫌いを克服して幸せを探すこと、について語った本になります。よく収納本で「人生が変わる」という本を見かけますが、実はダイエットでも同じ効果があるのです。

栄養が偏っていたり、極端に食べる量を減らしたり、ときどき食事を抜いてしまったりと、自分の体をいじめるような食事を送っていると太ります。

〝たかが食事〟とあなどっているからこそ、それがうまくいかない自分を責めて、否定して、自信をなくしてしまいます。その精神的ストレスは、ますます過食を招きます。自分を大切にできないと、そのストレスで人は太ってしまうのです。

あなた自身を、もっと大切に愛しましょう。

そのためにまず大切なのが、1日3食とる食事。食事は、健康な肉体・体力・知力・行動力・精神力、すべてのもととなってくれます。ゴージャスな食材や手の込んだ料理が必要なわけではありません。ふだんの食事は作りおきをレンチンしたものでいいし、ときにはコンビニで調達してもいい。食べる内容を少し変えるだけで、体も心も喜ぶのです。

さあ、新たな人生の第1歩を。あなたが自分のことを好きになって、3か月後、1年後に驚くほどの変化を実感していることを楽しみにしています。この本が、そのきっかけとなりますよう。

2024年秋　　松田リエ

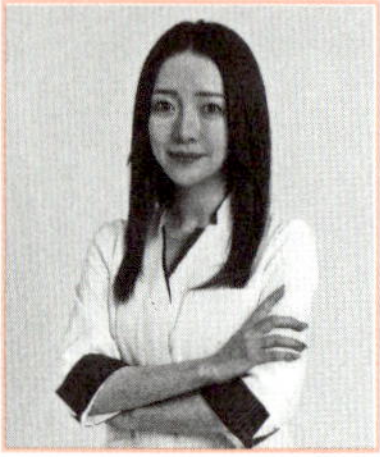

松田 リエ
（マツダ リエ）

看護師・保健師・ダイエット講師 Belle Lus株式会社代表取締役。Belle Life Style 協会代表理事。1986年生まれ。二児のママ。看護師としてがん患者のケアを担当後、保健師として成人の健康教育、糖尿病患者への保健指導を行う。この経験から、栄養や体の知識を身につけないと、食習慣はよりよくならないことに気づく。自身が自然に12kgやせた経験を生かし、食べやせダイエット専門講師として起業。2022年、ダイエットに悩む人の多くが面倒くさがりやであることに着目した食事メソッド本『ずぼら瞬食ダイエット』（小学館）が大ヒット。続編の『ずぼら瞬食スープダイエット』（小学館）など著書多数。SNS総フォロワー数56万人。

Instagram @matsuda_rie8　**X** @rie_matsuda
YouTube 松田リエ・おうちで食べ美【食べ痩せダイエット講師】

著者メルマガサービス
「空腹感を感じることなくスルスルやせる3つの秘密」公開
右のQRコードより、著者公式メルマガをご登録ください。
（予告なく終了する場合があります）

食べるほど人生が変わる ずぼらダイエット
瞬食マインドで自分嫌いを卒業

二〇二四年十一月二十五日　初版第一刷発行

【著者】松田リエ
【発行者】石川和男
【発行所】株式会社小学館
〒一〇一-八〇〇一　東京都千代田区一ツ橋二-三-一
【編集】〇三-三二三〇-九一七三
【販売】〇三-五二八一-三五五五
【印刷】TOPPAN株式会社
【製本】株式会社若林製本工場

【ブックデザイン】小口翔平・村上佑佳（tobufune）
【本文デザイン】三好誠（ジャンボスペシャル）
【イラスト】やまなかゆうこ
【栄養成分監修】尾形明莉（Belle Lus）
【DTP】昭和ブライト

【校閲】田中修
【編集】もりたじゅんこ　五十嵐佳世（小学館）
【マーケティング】佐々木俊典・鈴木里彩（小学館）
【制作】国分浩一・苅谷直子（小学館）
【写真提供・協力】Bell Lus株式会社
一般社団法人Belle Life Style協会

ISBN978-4-09-311580-3